时病笔谈

黎子正 著

河南科学技术出版社

·郑州·

图书在版编目（CIP）数据

时病笔谈 / 黎子正著 . —郑州 : 河南科学技术出版社 , 2017.6
（2021.7 重印）

ISBN 978-7-5349-8689-5

Ⅰ . ①时… Ⅱ . ①黎… Ⅲ . ①外感病—中医疗法 Ⅳ . ① R254

中国版本图书馆 CIP 数据核字 (2017) 第 072992 号

出版发行：河南科学技术出版社

地址：郑州市郑东新区祥盛街27号　　邮编：450016

电话：（0371）65788613　65788629

网址：www.hnstp.cn

策划编辑：范广红　邓　为

责任编辑：邓　为

责任校对：司丽艳

封面设计：中文天地

责任印制：朱　飞

印　　刷：三河市明华印务有限公司

经　　销：北京集文天下文化发展有限公司

幅面尺寸：170 mm×240 mm　印张：14　字数：150千字

版　　次：2017年6月第1版　2021年7月第2次印刷

定　　价：59.80元

前　言

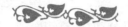

　　清代雷丰曰："时病者，乃感四时六气为病之证也。"

　　本书是对时病思考的一种笔谈。本书缘起于吾师张望之先生。1983年初春，张望之先生（《眼科探骊》的作者）召我去其居所，他表示要写一本书，书名暂定《时病述要》，并计划将书分成两部分，一为理论部分，二为临床部分。

　　张老师特意嘱我负责起草第一部分，即理论部分，而他本人将亲笔写第二部分。师命如山，岂敢怠慢。趁自己正当而立之年，焚膏继晷，总算完成理论初稿，即本书中的"上篇七章"。奉交张望之老师。张望之老师不顾耄耋之年，逐字审阅，朱笔点批，给予了肯定，并写了如下几句"书已阅完，内容可嘉，虽有小疵，极易修正"，并写下日期"一九八三年八月十三日"。他老人家准备继续开写第二部分，即临床部分。然忽感身体不适，遂返家休息。不承想，张老师在家乡竟然驾鹤西归。此真乃中医界重大损失，至今令人难以释怀。

　　显然，张望之老师心中的《时病述要》已无法完成。因为众所周知，张望之老师的中医学术的精华，主要是在临床治疗上。此事一搁置，竟然几十年如白驹过隙，瞬间流逝。

　　张望之老师作为20世纪中医眼科界的泰斗，他常对我说："我平生的真功夫是在（看）时病，不懂时病，难成为好中医，也看不好眼病。"

　　张望之老师的学术精神必须要传承下去。然吾辈虽然无能，却不能总是默默不作声吧。

　　吾近年来不揣固陋，自行主张，决定依据张望之先生之意，用一种变通的方法，续写时病一书。起名《时病笔谈》，书分上篇、中篇、下篇。

　　其中"上篇"共七章，就是当年张望之老师亲自逐字逐句审读、朱笔点批的稿件。该篇基本保持原来章句面貌，既表达对张望之老师的尊重，亦可从中了解张望之先生的主要学术精神。

　　本书"中篇"，是从新的时病角度，运用新面目的时病理论，重新将各种急性热证和杂症贯通起来，进行新的整体的认识和把握。而其中凡是能够体现张望之先生的学术精神之处，我会明确标出。如有错谬，文责自负。

　　本书"下篇"，主要是认为近现代中西医两者的理论不能很好地结合。如果用现代医学去解释中医的时病理论，尚有较大障碍，所以专门提出了"对中医的心、脑、神，三者的拓展性认识"，并且根据现代脑解剖学，"被迫地"给大脑内的组织起了40个中医名称。意在坚持走中医自己的路，继承和开拓出中医自己的新的时病学说。这是平时与周围的中医爱好者的"神侃"，仅是一种探索。

　　近代中医发展，一直处于曲折，甚乃危机状态。吾愿与同道团结一致，奋发图强，将中医事业发展起来，使其重现辉煌。

黎子正
2016 年 9 月

目 录
CONTENTS

绪　论

　　钱学森先生，是中国妇孺皆知的伟大科学家。他的贡献一是"两弹一星"，另一个是他在 1981 年提出研究中国象科学问题。他明确提出："中医是有理论的，只不过是唯象的理论。"

　　顺便提一下，钱学森先生在 1982 年《我看文艺学》上还探讨了中国诗歌问题，这与他探讨中医学有内在联系，后面会说到这点。

　　学者刘长林先生 200 万字的巨著《中国象科学观》，于 2006 年正式出版，成为研究中国象科学的奠基之作。刘长林先生指出：人类文明发展到今天，世界上形成最完整的两大科学体系，一是中国象科学，一是西方体科学。两者关系，犹如处在太极图上的两极，外看黑白相反，实际上正好对立互补，相反相成。

　　中国象科学基本特点：从时间层面出发，运用取象比类的

"象思维"，整体有机地把握事物的发展规律。

西方体科学基本特点：从空间层面出发，运用主客分离的"体思维"，还原切割的空间概念，注重分解分析性地把握事物的本质属性。

比如中医，它的基本理论一半以上是在谈时间问题，谈时间与人体的关系。中医是象科学的典型代表。

然而西医的基本理论，主要是从解剖学出发。西医是体科学的代表。中西医两者的思维路径正好相反，演示如下：

中医与象科学：从时间切入（象）→空间（体）→返回时间（象）。

西医与体科学：从空间切入（体）→时间（象）→返回空间（体）。

为了体会一下中西医之间的差别，进而体悟象科学与体科学的差别，我们来看看中西医是如何给"心"下定义的。

西医，打开身体，先看到了一个跳动的心，于是，西医就指定这个心，确定了心的范围和概念，且按这个解剖认定的心，去继续分解下去。

中医，先从整体上观察，体会心的各种表现，发现心这个"象"是由人体上、中、下三部分构成的。其中，上部为脑，叫"上心"（脑为元神之府），主神明；中部跳动的心为"中心"，主血脉循环；下部为命门腰区，叫"小心"（"七节之旁，中有小心"）。

以上三心合一，即相关的三部的功能状态合一，才叫心。

注意，这个"心"的写法，是三个点，下面一横包绕。中医认为"天人合一"才是真正的整体，所以上面几句话对心的认识还不算真正完成。还特别要把心放在宇宙的时空流变之中、气候循环之中去观察、概括它的本质。古代中医学家发现心活跃于夏季，夏季的气温物候特点等，与心是相合相应的。这就定出了心的本质：心主神（上心），主血脉（中心），主命门（小心），通于南方之气，三心合心，心为君主之官。

天上的二十八宿，其中有一个叫心宿，又称大火星，又正好是由三个星构成的。

总之，经过以上的认识，运用上下合一、内外合一、时空合一、天人合一的方法，才能形成中医"心"的概念。这种"心"的概念，属于象概念。

《黄帝内经》（以下简称《内经》）与《易经》《神农本草经》并称"三坟"。三坟，是指中国古代最古老的书。其实，这也是中国古代象科学的经典著作，是中国古代象科学文化的三大高峰，所谓"言大道也"。

与三坟密切相关的是"三玄"，即《易经》《老子》《庄子》。这三玄是《内经》和中医的大道涵养源。

《内经》最基本的象观念有五个，即象、数、道（理）、时、气。这五大观念皆源自三玄，又与三玄互根互长。

历代医家及无数学者，都颇喜欢追问《内经》的作者是何人，终因不甚了了而遗憾。

其实，换一种思考方法，反而会有意想不到的收获。

　　司马迁在《史记》中说："吾闻古之圣人，不居朝廷，必在卜医之中。"也就是说，《内经》这部医学名著，尽管没有留下作者姓名，但必与某时期某地方的古代圣贤有必然的联系，也必与那些圣贤所处的时代文化背景相关。

　　我们追寻到春秋战国的道家群体，这个群体中的圣贤可能是《内经》理论的最大影响者乃至参与者。

　　先说老子，他是中国春秋时代道家创始人。老子曾担任过周朝柱下史，即相当于国家图书档案负责人，掌管并熟悉天下图书。孔子曾问礼于老子，称其如神龙不可测，可见学问之高深。

　　老子晚年，用了大量当时的成语、俗语和家乡（陈国苦县，今河南鹿邑地区）方言，采用诗歌和经咒形式，著成五千余言的《道德经》。老子《道德经》的一些重要道学思想，皆转化成《内经》的指导思想。主要表现在以下几个方面：

　　1.以自然、道为本位

　　老子说："人法地，地法天，天法道，道法自然。"而《内经》正面响应说："人与天地相参也，与四时相应也。"古代医家依据老子的思想，突破当时神权、礼制的束缚，专注于研究人体的本身，为医学的科学发展打开了新的光明的通道。

　　2.确立中国古代的辩证法，并直接指导了中国古典医学

　　老子说"道生一、一生二、二生三、三生万物""万物负阴而抱阳，冲气以为和"。又说"夫物芸芸，各复归于其根……是谓复命"，"万物并作，吾以观其复也"。

有学者认为，老子之论，大大启发了18世纪和19世纪的西方哲学家，使他们提出一些辩证法的规律，诸如对立统一、量变质变、否定之否定等。

老子说的"万物负阴而抱阳，冲气以为和"，这个"阴""阳""冲气"三者，各具独立的价值。老子既关注了"一分为二"的分析方法，又注重"一分为三"的分析方法。无论是"一分为二"或是"一分为三"，又总是要归复于一。即老子的"天得一以清，地得一以宁，神得一以灵"。即都必须合乎于"合二为一""合三为一"的"吾以观其复"的方法，宇宙万物就是在这个阴阳冲气的反复运动中被认识的。

更奇妙的是，古代道家学派发现，二与三，自然而然地交叉纵横，合为一体，就是五。

于是五方、五类、五行的哲学比象取类的思维模式也顺势发展起来。最终，《内经》将阴阳冲气的五行观推向成熟的高峰。正如宋代王安石《老子注》指出："一阴一阳之谓道，而阴阳之中有冲气，冲气生于道。"又说："冲气运行于天地之间，其冲气至虚而一，在天则为天五，地也则为地六。"（引自《帛书老子注译与研究》，许抗生著，第183页）

《内经》正面响应老子，说"人生有形，不离阴阳""天地合气，命之曰人""夫五运阴阳者，天地之道也""故在天为气，在地成形，形气相感而化生万物矣"。总之，整个《内经》基本是按阴、阳、气三者为纲，贯通五行，展开论述，构建中医学的基本理论。

　　我想用庞朴先生《一分为三：中国传统思想考释》一书的话来总结以上一段：我"唯一的收获在弄懂了一点，即中国的辩证思想，并非像人们常说的那样是什么朴素的，也就是说幼稚的、粗糙的，而是相当深刻的且深藏的""西方文化所见的无不是一分为二和两极对立；而中国文化所见的则是含二之一……简单点说，西方辩证法是一分为二的，中国辩证法是一分为三的"。

　　3. 创建以气养生，形神合一，养生贵虚静的理论

　　老子言："至虚极，宁静笃。""抟气至柔，能婴儿乎？"《内经》响应道："恬淡虚无，真气从之，精神内守，病安从来？"中医提倡四肢宜动，神气宜静虚，不是偶然的。

　　4. 创立对立统一的"道"的运动观

　　老子曰："反者道之动。""字之曰道，强为之名曰大，大曰逝，逝曰远，远曰反。"意即运动的事物，向相反方向、相反状态的回归，这是"道"的运动，"道"的体现，也即是宇宙万物阴极返阳、阳极返阴、无限循环的状态，当然也是生命的基本特征。这其实是对立统一、物极则反的一种最古老辩证思想的表述方式。

　　《内经》响应道："寒极生热，热极生寒""重阴必阳，重阳必阴""阳生阴长，阴杀阳藏""阴阳冲冲，积传为一周，气里形表而为相成也"，与老子的"反者道之动"完全一致。

　　5. 以象明道，坚持运用象思维，把握象科学

　　老子曰："大象无形""象帝之先""道之为物唯恍唯惚，惚

兮恍兮，其中有象""执大象，天下往"。这个象，无形有名，不是一种确定的物质物体，首先要从时间流变，以时间统摄空间，从时空整体上去体会。简单的单一的形式逻辑思维派不上用场，这便是象思维的状态。

《内经》响应老子，如："阴阳者，天地之道也，万物之纲纪，变化之父母，生杀之本始，神明之府也。"阴阳就是"象"，不是一种实体，但统摄实体。

战国时代的道家代表人物庄子也有诸多类似观点。

请看下面一篇文章："目彻为明，耳彻为聪，鼻彻为颤，口彻为甘，心彻为知，知彻为德。凡道不欲壅，壅则哽，哽而不业则跈，跈则众害生。物之有知者恃息，其不殷，非天之罪。天之穿之，日夜无降，人则顾塞其窦。胞有重阆，心有天游。室无空虚，则妇姑悖戾；心无天游，则六凿相攘。大林丘山之善于人也，亦神者不胜。"

翻译一下，就是：眼睛通彻是明，耳朵通彻是聪，鼻子通彻是灵嗅，口舌通彻是甘，心灵通彻是智，智慧通彻是德。凡是道便不可壅阻，壅阻便梗塞，梗塞而不止便乖戾，乖戾则产生种种弊害。有知觉的物类依赖气息，气息不畅通，不是天然的过错。天然的气息贯穿孔窍，日夜没有止息。是人的情欲习俗等自己堵塞了孔窍。皮肤、筋膜都有空隙的地方，心灵当然也应与自然共通共游。如果室内无空虚之处，婆媳相处也会争吵；心灵不与自然共通共游，则六孔就要相扰。大林山丘所以适于人，也是因为可以令心神十分通畅。（按：以上主要参照陈鼓应《庄子今注今译》。）

　　这篇文章精妙绝伦，是一篇典型的高水平的古典中医论文。谁能相信它竟然出自两千三百多年前的庄子之手。庄子是公认的战国道家学派伟大的思想家、文学家，但我认为庄子其实也是一位伟大的中医医学思想家。除了老子，他是我们今天了解《内经》如何发生、发展的最关键人物。

　　首先，庄子明确提出"气本论"，如首次指出"人之生，气之聚也；聚则为生，散则为死，……故曰：通天下一气耳"。并且进一步提出人的气与形互相转化的关系。"杂乎芒芴之间，变而有气，气变而有形，形变而有生"。《内经》几乎用同一语气说："真气者，所受于天。""人始生，先成精。""阳为气，阴为味，味归形，形归气，气归精，精归化……化生精，气生形。"

　　庄子上承春秋老子学说，提出气是归于道，气在正常的情况下表现为虚："气也者，虚而待物者也。唯道集虚。"庄子还说："平易恬淡，则忧患不能入，邪气不能袭，故其德全而神不亏。"而《内经》几乎用相同的语气表达："恬淡虚无，真气从之，精神内守，病安从来。"

　　令人惊异的是，关于对时病的病机认识，庄子与《内经》竟然高度的一致。如庄子说："阴阳和静，鬼神不扰，四时得节，万物不伤，群生不夭。"反之，如果"天气不和，地气郁结，六气不调，四时不节""喜怒失位，居处无常，思虑不自得"，便会天下乖戾，疾病丛生。而《内经》与上面庄子语气相似处甚多，如言："故阴阳四时者，万物之终始也，死生之本也。逆之则灾害生，从之则苛疾不起，是谓得道。"又言："气交乃变，变易非常，即四失序，万化不安，变民病也。"特别是《内经》时病学的基本理论"气交有变，即成暴郁"，化为疫疠诸病。其与庄子的理论十分合拍，相互发明。

很多学者问：《内经》的作者研究过解剖学吗？我们从庄子身上可以看出端绪。庄子是一位气魄宏伟又严肃异常的医学解剖家。他在"至乐"一文中谈到他把死人的骷髅当作枕头，观察揣测这具骷髅演变的原因、亡者的死因。这种行为显然是超脱了当时的礼教。庄子等于在告诉我们后人，在他那个年代，包括《内经》的作者们，为了医学事业的进步，为了医学真理的获取，敢于进行医学性解剖工作。事实上，《内经》之所以能成为两千年来的医学经典，与它具有高超、扎实的医学解剖知识密不可分。

在春秋战国诸子百家中，在世界文化史上，庄子是提出生物学进化论的第一人。他在"至乐"中写道：（意译）"原始物种中有极微小的尘粒物叫'几'，'几'得水以后变成断续如丝的菌类植物叫'继'；物类千变万化源起于微细状态的几，有了水的滋养便会逐步相继而生，处于陆地和水面的交接处就形成青苔，生长在山陵高地就成了车前草，车前草获得粪土的滋养长成乌足草，乌足草的根变化成土蚕，乌足的叶子变化成蝴蝶。蝴蝶很快又变化成为虫，生活在灶下，那样子就像是在蜕皮，它的名字叫作灶马。灶马一千天以后变化成为鸟，它的名字叫作乾余骨。乾余骨的唾沫长出虫子斯弥，斯弥又生出蠮螉。颐辂从蠮螉中形成，黄軦从九猷中长出，蝵子则产生萤火虫。羊奚草跟不长笋的老竹相结合，老竹又生出青宁虫；青宁虫生出豹子，豹子生出马，马生出人，而人又返归造化之初的混沌中。"

从微生物到低等植物，到低等动物，到脊椎动物，到高级智能动物，如此清晰的生物进化路线图，被两千年前的庄子刻画出来。

总之，庄子的这种进化论，其思想境界遥遥领先于当时的世界，可称为原气进化论。

也许是以庄子为代表的道家学派宣扬的"原气进化论"，影响了《内经》，《内经》同样有专篇讨论了医学生物学的进化理论。不过，《内经》运用的是"五行进化论和五行关系论"。

《内经》完全从五行分类和五行生克乘侮的关系上，对宇宙地球人文生态圈的生物演化模式和互相的关系，展开了系统的宏观描述。比如《内经·阴阳应象大论》说："东方生风，风生木，木生酸，酸生肝，肝生筋，筋生心，肝主目。""南方生热，热生火，火生苦，苦生心，心生血，血生脾，心主舌。""中央生湿，湿生土，土生甘，甘生脾，脾生肉，肉生肺，脾主口。""西方生燥，燥生金，金生辛，辛生肺，肺生皮毛，皮毛生肾，肺主鼻。""北方生寒，寒生水，水生咸，咸生肾，肾生骨髓，髓生肝，肾主耳。"

庄子的原气进化论与《内经》的五行进化论和五行关系论

虽然有不同，但相得益彰，相映生辉，不可分割，共同构成了中医经典医学的理论基础。

庄子在《达生》中，描写齐国士人皇子告敖给齐桓公治"鬼神惊吓"病，提出"公则自伤，鬼恶能伤公！夫忿滀之气，散而不反，则为不足；上而不下，则使人善怒；下而不上，则使人善忘；不上不下，中身当心，则为病"，明确提出了精神病治疗学的医学理论。与《内经》当中的怒则气上，喜则气缓，悲则气消，恐则气下，惊则气乱等论述均合拍，惊人的一致。

庄子（《知北游》）写道，东郭子问庄子："道，在哪里？"庄子回答说："无处不在。"继而说"在蝼蚁身上""在稊草里""在瓦甓里""在屎溺里"。这是什么道？当然首先是医道了。只有医者不避残、贱、腐、草、虫、卑。庄子笔下的许多著名的得道之人，不少是残疾者。庄子对他们的音容外貌、心理动态，刻画得出神入化，入细入微，撼人心魄。为这些外表残疾者树碑立传，歌功颂德，尽情展示了庄子深沉博大的人文关怀。这在历代思想家、哲学家中，堪称举世罕见。而我不能不认为，庄子是有相当的医疗经验体会的，他把他的某种医疗经验、体验，上升到大道与哲学的高度。同时，庄子也确立了心理健康是第一位的医学观。

春秋战国时期的儒家，依道德进化论观点，将人分成君子、贤人、圣人，而庄子则依照生命进化论将人分成真人、至人、神人、圣人。真人、至人居高位。《内经》亦以庄子为参照，提出人的生命层次为真人、至人、圣人、贤人，亦是真人、至人居于高位。

不厌其烦地谈庄子，是因为如果绕过了庄子，很难明白《内经》的发生发展过程。

庄子代表的春秋战国时期的道家学派，与《内经》的作者肯定是有深刻广泛的学术互动。《内经》与道家学派有着神明血脉上的不解之缘。

在春秋战国时期道家群体的广泛影响下，《内经》应运而生。《内经》中的核心部分，即是时病方面的理论。

后代医学家在《内经》时病学的启发下，继续做出了伟大的贡献。如东汉张仲景推演人的四时六经变化，著《伤寒杂病论》。金代刘完素利用小运气的许多观念，创立了新的临床病因、病机原理，著《素问玄机原病式》一书。明代吴有可根据《内经》的"气交变"理论与《内经本病论》的"日久成郁，即暴热乃至，赤风瞳翳，化疫，温疠暖作"等理论，创著《温疫论》，奠定了新的温病学基础。随后，清代雷丰又著《时病论》，温病学家叶（叶桂）薛（薛雪）吴（吴瑭）王（王士雄）四杰并起。时病学理论历经两千年，从理论至临床完全成熟，成为中国医学的伟大宝典，也堪称人类最伟大的古代文化遗产。

上篇　时病基础理论述要·时与气

探讨时病学理论的第一个课题，就是要深入了解"时"与"气"二字，因为时病学是时与气相互交变反常所致的疾病，又是构成时病观念的根本要素，离开对时与气的深刻理解，就无法深入研究时病。

为此，特从以下五个方面探讨，即时与气的含义、时与气的关系、时与气的属性及系统性分类、四时六气与时气、时气的内外性。

第一章 时与气

第一节 时与气的含义

时与气的含义是多方面、多层次的。在一般情况下时病学认为：时指四时之时，又指"当时之时"；气指六气（风、寒、暑、湿、燥、火），又指各种有生命与无生命的物类之气（吴又可认为"气即是物，物即是气"）。

所谓"四时之时"，一般指以太阳为中心的地球上的四季变化，如春夏秋冬、二十四节气、七十二候、十二时辰等。"当时之时"则指人在任意一种状态下所处的任意一个时候，如走时、站时、醉时、卧时、喜时、怒时、金刃虫害时、登山入水时、腾空飞跃时、梦幻遐思时等。这两层"时"的意义，特别是"四时"的意义，在临床上应用广泛。本书也主要按此讨论。但仍需要指出，《内经》和《伤寒杂病论》中"时"还有更高一层概念："太一时""太虚时"。张景岳等认为太一、太虚指北极、太极。古人认为北极、太极能统摄太阳的变化，这叫作天外有天，时外有时。

　　所谓气，原是中国古代唯物主义的基本概念，在中国哲学史上是一个很重要的范畴，也是《内经》哲学和医学理论的一个重要基石。《内经》认为气是世界本原，是构成万物的元素，也是万物的各种运动形态。

　　其中风、寒、暑、湿、燥、火称为六气，饮食五味、草木山泽、水土地域、豕鹿鱼虾、牛溲马便、熊掌龙骨等称为物类之气；凡脏腑生克之气，喜怒七情之气，营卫开发之气，三焦通调之气，六气升腾降临，万物生杀消长等，称为气化之气，以上统称为气。需要提及一点：凡近代科学中所发现和制造的各种化学品、微生物等，实际上也属于气的范畴。

　　人，也是气的合成。如《孟子·公孙丑上》曰："气者，体之充也。"《管子·心术下》曰："气者，身之充也。"《庄子·知北游篇》曰："人之生，气之聚也，聚则为生，散则为死。"东汉王充发挥庄子的"人生气聚"的思想，说："气之生人，犹水之冰也，水凝为冰，气凝为人。"《内经》综合继承古代唯物主义哲学思想，明确指出"人以天地之气生""夫人生于地，悬命于天，天地合气，命之曰人"。

　　"气"这个概念，《内经》用以论述人体时，一般具有生命物质和生理机能（气化）两种含义，如所谓"正气邪气""阴阳之气""脏腑经络之气"等，都有此双重含义。

　　气也表示另外两个极为重要的观念，即气代表空间与"象"。

　　空间是无形的，而气表示空间。北宋大哲学家张载认为有形的是气，无形的也是气，提出"虚空即气""太虚无形，气之本体"。虚空、太虚是气也，即指空间，与《素问·天元纪大论》中的"太虚寥廓，肇基化元"大义相通。

气代表"象"。张载说："凡有，皆象也，凡象，皆气也。"《内经》中整个藏象学说的"象"字，实际上也是建立在"气"字之上。

据此，从某种意义上来看，时与气二字合而言之，又与"宇宙"二字之义相通。《淮南子·齐俗训》"往古来今谓之宙，四方上下谓之宇"，"往古来今"指时间，"四方上下"指空间一气。时病学从时气二字立论，不但可以称为中国古代的一种"时间医学"，亦可称谓"原创宇宙医学"。

第二节　时与气的关系

时与气的关系是对立的统一，两者互相区别，又互相联系、互相转化，不能单独存在。

时是气的一种最基本的存在形态，表现了气的运动与发展，变化的无限性、延续性、顺序性、一贯性及周期性、节律性。反之亦然，气是物质与空间，表示了时的存在。总之，气不离时，时不离气，时离气不显，气离时不迁。《内经》从多个方面指出这种对立统一的特点。

《素问·六节藏象论》曰："时立气布，如环无端。"指出四时交替更立，气随之而环布天下，时气是统一的。

又说"未至而至，此谓太过""至而不至，此谓不及"，指出时未到而主时之气到了，此叫气太过；时已到而主时之气不到，此叫气不及，时气又是对立的。

《内经》和《伤寒杂病论》都指出时气在矛盾中互相转化，如夏至之后，寒气复盛，此是"重阳必阴"，时转气的道理；冬至之后，寒气渐消，夏日复归，此是"重阴必阳"，气转时的道理。

近代天文学、物理学证明：地球的运行并不是匀速的，有时偏快，有时偏慢，太阳表面的温度不是一成不变的，而是随着太阳黑子的活动发生 11 年一周期的变化。高速（接近光速）运动的物体，长度会缩短，时间会变慢等。这些都从侧面证实了时气二者对立转化的特点。

时气交变，共同作用，才能化生万物，也才可能产生各种时病。《素问·六节藏象论》说："谨候其时，气可与期，失时，反候，五治不分，邪僻内生，工不能禁止也。"假如某人对花粉过敏，那么每年花期届临，他就会如期发病，先是鼻痒眼痒，喷嚏连连，继则胸闷气憋，哮喘不止，待到花谢花落，病症就自趋霍然，不药而愈。在我国北方大量生长着一种叫"蒿"的野草，每年夏末秋初，播散花粉。对该种花粉过敏者，到时就会发病，日期甚准，相差不了几日，因而有些国家，每天利用报纸、广播和电视，报告当天空气中花粉的含量。这里，花粉和人都可以看作"气"，这种"气"应时交变而动，花粉过敏病就形成了。

每逢梅雨季节，空气中霉菌孢子和菌丝含量增高，对霉菌过敏的人，往往出现喉痛、气憋等症。这里，梅雨、霉菌都是一种"气"，这种"气"应时交变而动，霉菌过敏病就发生了。

尘土中有一种叫作尘螨的小虫，夏秋时节大量繁殖，它的粪便、蜕皮，虫体的碎屑飘入空气，混杂于尘土中，可引起哮喘病。这里，螨虫与尘土等都是一种"气"，这种"气"应时交变而动，螨虫过敏病就发生了。

以上种种，都属于中医时病学的时气交变之理。时与气的关系，由此可明。

第三节　关于时与气的属性与系统性的分类

时与气的属性与分类，是根据阴阳划分。宋代邵雍《官物内篇》"阴阳尽而四时成焉，刚柔尽而四维成焉，夫四时四维者，天地至大之谓也"，指出因阴阳的变动而有寒暑的往来，因而成春夏秋冬，因而化生水火土石，而有东西南北（四维）的方位和空间。总之，"阴阳者，天地之道也"，总统时气。

例如，时气在性属的阴阳划分：一年之中，春夏属阳，秋冬属阴；一日之中，白昼属阳，夜晚属阴；甲、丙、戊、庚、壬为阳日阳时，乙、丁、己、辛、癸为阴日阴时等。

时气在系统性的分类上，有六经分类法、五运六气法、九宫八卦法等，其中六经分类法运用得最为普遍。六经即太阳、阳明、少阳、太阴、少阴、厥阴，本书将在后面章节予以重点介绍。

第四节　关于四时六气与时气的关系

时与气是探讨时病的首要大纲，而四时六气则是时气中的主体。所以研究四时六气是掌握时病的入门课，也是时病临床研究的基石。

临床医生都有经验，即发现四时六气的运行及其对人体的影响，有较明显的规律，能更容易预测和把握时气。而其他各种时气的变化，则很难预测和把握。例如，我们可以准确地说出四时气候的特点是春暖，夏热，长夏湿，秋燥，冬寒；可以说出人体的生理节律特点是春生，夏长，长夏化，秋收，冬藏；可以说出四时流行病的特点是春多风瘟病，夏多暑热病，长夏多湿温、泻痢病，秋多燥咳病，冬多伤寒病等。

但是，对于人们何时走立醉卧，何时跋山涉水，何时喜怒哀乐，何时遭受金刃虫兽的危害，以及当时的生理或病理状态是什么样，这些都是难以预测和掌握的。

由于以上这些原因，历来医家讨论时病，总是先从四时六气开始，而后则由浅入深，由点到面地去把握整个时气的运行变化。所以四时六气与整个时气的辩证关系，是不容忽视的。

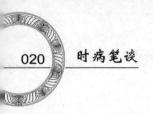

第五节　时气的内外性

中医学认为时气有内外之别，凡是人体外部的时气，叫作"外时气"，如天地、四时、六气等；人体内部的时气，叫作"内时气"，有的气功家直称为"内气"。"内气"一般指人的生理上固有的各种周期性变化和节律现象。

关于外时气即天地时气的形成及其共同特点等，各医书中学者论述颇详，不复赘。

关于内时气的形成及其特点，还有待更深入地研究。但也无外乎由于自然界的阴阳消长，也不离乎三阴三阳的六经变化。如《素问·宝命全形论》指出"天覆地载，莫贵于人，人以天地之气生，四时之法成"，人体乃一小宇宙，"以天地相参也，与日月相应也"。刘河间说："脏腑之六气，应于三阴三阳。"即认为三阴三阳统率时气，内行人之周身，外应天地变化，从而保持人体平衡。

"内时气"的问题，与近代生物学和"时间医学"的"生物节律"问题类似。近代生物学、"时间医学"认为：包括人体在内的生物，其中一些生理功能可以随着时间而产生有规律的节律变化，似乎在生物体内有一个感知时间的"生物钟"在支配着生物体的运动。对这些节律可以分类，如单细胞的节律、小的细胞群的节律（如心脏的起搏点，脑干的节律性冲动）、器官的节律（如排卵周期）、整个有机体的节律（如昼夜和年度的循环变化的节律）。这些节律主要产生于有机体内部（如脑电和心跳），也有相当一部分与外界（"外时气"）的潮汐、昼夜和月度、年度的节律密切相关。近代医学利用"生物钟"原理，准备解决各种生活中的问题，如工作倒班制度、旅行、宇宙飞行、用药……，甚至还用以研究出生率和自杀率等问题。

至于内外时气的关系，自然也是互相感应、内外相召，不少方面存在着协调的、平衡的、同步的关系。《灵枢·顺气一日分为四时》说："春生，夏长，秋收，冬藏，是气之常也，人亦应之。"《素问·金匮真言论》曰："平旦至日中，天之阳，阳中之阳也。日中至黄昏，天之阳，阳中之阴也。合夜至鸡鸣，天之阴，阴中之阴也。鸡鸣至平旦，天之阴，阴中之阳也。故人亦应之。"清代高士宗注解上文："天之阴阳，即人之阴阳，天之四时，即人之四时，故人亦应之。"以上均指出内外时气的互相感应、内外相召的特点。

以上仅从五个方面探讨了时与气，以作为研究时病的初步基础。然论述颇嫌粗浮，学者仍当结合全书，始能融会贯通。

第二章　时病与四时

　　时病与四时的关系，早在《内经》之前，中国古代医家便已有深刻的认识。如《礼记·月令第六》说："孟春行夏令，则雨水不时，草木早落，国时有恐。行秋令，则其民大疫。""季春行冬令，则寒气时发，草木皆肃，国有大恐。行夏令，则民多疾疫。""仲夏……行秋令，则草木零落，果实早成，民殃于疫。""季夏……行秋令，则丘隰水潦，禾稼不熟，乃多女灾。""季秋行夏令，则其国大水，冬藏殃败，民多鼽嚏……行春令则暖风来至，民气解惰。""孟冬行春令则冻闭不密，地气上泄，民多流亡。""仲冬行春令，则蝗虫为败，水泉咸竭，民多疥病。""季冬……行春令，则胎夭多伤。"上述《礼记·月令》一文，据考证至少在春秋完成，想必曾是《内经》作者的重要参考资料，也是今天珍贵的时病学方面的历史文献。同时可以体会到，注重时病与四时时令的关系，是中医学的传统。

　　《内经》继其后，以独特的四时脏象论证系统先说明三大方面，即四时时令特点，四时人体生理、病理特点，四时疾病的预测、诊断、治疗及养生探讨。兹将其有关论证分别综述于下。

第一节 四时时令的特点

春：春天从立春开始，包括雨水、惊蛰、春分、清明、谷雨，共为春之六气。

春主滋生。"春者蠢也，言万物之蠢动也。"《内经》言："春三月，此为发陈，天地俱生，万物以荣。"故在物候上陆续可见东风解冻，蛰虫始振，草木萌动，鸣鸠拂其羽等。此间人们耕地，嫁树，垄瓜田，修种果木，浸稻种，栽红薯，同时各种有害于人体的微生物也乘时而滋生。

春为阳始，阳始则温，为阳中之阴，性属少阳，五行属木，禀风木之气，在数字上用"八"，天干上用"甲乙"表示。

夏：夏天从立夏开始，包括小满、芒种、夏至、小暑、大暑，共为夏之六气。

夏主生长，"夏者大也，言万物盛大也"。《内经》言："夏三月，此为蕃秀。天地气交，万物华实。"故在物候上陆续可见蝼蝈（青蛙）鸣，蚯蚓出，半夏生，大雨时行等。此间人们种夏菜，秧早稻，种绿豆，耕麦地，合酱造醋等。同时，各类有害于人体的微生物也迅速繁衍。

夏为阳极，阳极则热，为阳中之阳，性属太阳，五行属火，禀君火之气，在数字上用"七"表示，天干上用"丙丁"表示。

另外，为应五行之气，更为临床需要考虑，在四时之中，夏秋之交，又立长夏一季。

长夏：长夏原指农历六月。《素问·六节藏象论》曰："春胜长夏，长夏胜冬。"长夏在夏与秋之间，从大暑开始，涉及立秋、处暑、白露四个节气。

长夏主湿主化，五行属土，在数字上用"五"，天干上用"戊己"表示。

又，湿土之气往往在四季之末显示出来，故在物候上可见到"春雨潇潇，夏雨淋淋，秋雨霏霏，冬雨纷纷"，故有"土寄于四季之末"之说。

秋：秋天从立秋开始，包括处暑、白露、秋分、寒露、霜降，共为秋之六气。

秋主收敛，"秋者收也，言万物之收敛也"，《内经》言："秋三月，此为荣平，天气以急，地气以明。"故在物候上陆续可见凉风至，寒蝉鸣，鸿雁来，玄鸟（燕子）归，草木黄落，蛰虫咸伏等。此间人们种荞麦，伐竹木，种大小麦，种豌豆，收芝麻，采菊，修窖窖，同时，不少有害于人体的微生物也开始减少。

秋为阴始，阴始则凉，为阴中之阳，性属少阴，五行属金，禀燥金之气，在数字上用"九"，天干上用"庚辛"表示。

冬：冬天从立冬开始，包括小雪、大雪、冬至、小寒、大寒，共为冬之六气。

冬主封藏，"冬者终也，言万物尽藏也"。《内经》曰："冬三月，此为闭藏，水冰地坼，无扰乎阳。"故在物候上陆续可见水始冰，地始冻，蚯蚓结，麋角解，雁南飞，鹊始巢，征鸟历疾等。此见人们实囷仓，织布，泥牛屋，备柴炭，造锡糖，粪菠菜，造鱼干及鲊等，同时，不利于人体的微生物亦大量减少。

　　冬为阴极，阴极则寒，为阴中之阴，性属太阴，五行属水，禀寒水之气，在数字上用"六"，天干上用"壬"表示。

　　总之，四时在中医《内经》里，经常按春、夏、长夏、秋、冬五季划分，以利于辨证论治。有学者称这是"内经历法"。

　　以上时令的特点，是以二十四节气为主，即凡五天为一候，三候为一气，六气为一季，一年共四季，二十四节气，七十二候，其四季长短完全相同，且内容上综合了天文、气象、物候、五行及阴阳属性等多方面情况，十分符合时病学临床需要。至于现行的四季划分标准，仅仅是以气候平均温度低于 10℃为冬季，高于 22℃为夏季，介于 10℃和 22℃之间为春、秋二季。这种划分法可作为分析时令特点的一种参考。

第二节　四时人体生理、病理特点

　　春生，夏长，秋收，冬藏的规律，本是生物对四季变化的反映，而《内经》指出人体也有类似的生理发育特点。如《灵枢·顺气一日分为四时》曰："春生，夏长，秋收，冬藏，是气之常也，人亦应之。"甚至在一天 24 小时之中，亦同样如此。如"以一日分为四时，朝则为春，日中为夏，日入为秋，夜半为冬"，故"阳气者，一日而主外，平旦人气生，日中而阳隆，日西而阳气已虚，气门乃闭"。

《内经》又指出人体病理变化也同样应乎四季。如《灵枢·顺气一日分为四时》中"夫百病者，多以旦慧、昼安、夕加、夜甚"，朝则为春，"人气始生病气衰，故旦慧"；日中为夏，"人气长，长则胜邪，故安"；日入为秋，"人气始衰，邪气始生，故加"；夜半为冬，"人气入脏，邪气独居于身，故甚也"。

《内经》指出以上人体的这种生理、病理的变化特点，是由于五脏、气血、经络、色脉等与四时的密切关系。《素问·六节藏象大论》指出"五脏应四时，各有收受"，且"肝者……通于春气，心者……通于夏气，肺者……通于秋气，肾者……通于冬气"。春气生而升，夏气长而散，秋气收而敛，冬气潜而藏，故春季木气和畅，有助于肝气的生长疏泄；夏季火热炎旺，有助于心阳的温煦通达；秋季金气劲急，有助于肺气的宣肃下降；冬季水寒凝固，有助于肾精的闭藏，封固。这些正合时宜的资助，即所谓"通"。春气通于肝，夏气通于心，长夏之气通于脾，秋气通于肺，冬气通于肾，五脏之气通四时阴阳也。

气血、经气的运行及其所在部位，也随四时变化而有所不同。《八正神明论》曰："天温日明，则人血淖液而卫气浮，故血易泻，气易行；天寒日阴，则人血凝泣而卫气沉。"《素问·四时刺逆从论》曰："春气在经脉，夏气在孙络，长夏气在肌肉，秋气在皮肤，冬气在骨髓。"所以，"春者天气始开，地气始泄，冻解冰释，水行经通，故人气在脉。夏者经满气溢，入孙络受血，皮肤充实。长夏者，经络皆盛，内溢肌中。秋者天气始收，腠理闭塞，皮肤引急。冬者，盖藏血气在中，内着骨髓，通于五脏。是故邪气者，常随四时之气血而入客也"。《内经》指出津液、汗气、经水的升降起伏等，也随四时变化，如《灵枢·五癃津液别篇》"天暑衣厚则腠理开，故汗出，……天寒则腠理闭，气湿不行，水下流于膀胱，则为溺""天寒地冻，则经水凝泣，天暑地热，则经水沸溢"。

综上所述，即春夏阳气开发，气血容易趋向于表，秋冬阳气收藏，气血容易趋向于里。

人体的气血、经水随着四时的交替不断变化，反映在脉象方面，则春季脉弦，夏季脉洪，秋季脉浮、冬季脉沉。有如《脉要精微论》形容"春日浮，如鱼之游在波；夏日在肤，泛泛乎万物有余；秋日下肤，蛰虫将去；冬日在肾，蛰虫固密，君子居室"，此谓脉气合阴阳四时之变。《内经》不但指出人的生理发育赖乎四时，而且人的病理特点也与四时密切相关。《素问·四气调神大论》中"阴阳四时者，万物之终始也，死生之本也，逆之则灾害生，从之则苛疾不起"。《素问·阴阳应象大论》论述：四时生六气——风、寒、暑、湿、燥、火，有利于人与万物的生、长、化、收、藏。但若六气太过或不及，或非其时而有其气，超越了人体的适应能力，此天气之逆，人不能从之则病生。如所谓：冬伤于寒，春必病温；春伤于风，夏生飧泄；夏伤于暑，秋必害疟；秋伤于湿，冬生咳嗽的病症；此乃逆四时阴阳之故也。

第三节　时病的预测、诊治及四时养生法

　　根据人体的四时生理、病理特点，以对时病进行预测、诊断、治疗，以及提出相应的四时养生法，是《内经》的一项重要内容。如对时病的发病预测："春气者，病在头；夏气者，病在脏；秋气者，病在肩背；冬气者，病在四肢。故春善病鼽衄，仲夏善病胸肋，长夏善病洞泄寒中，秋善病风疟，冬善病痹厥。"

　　对时病的病机转归预测："肝病者，平旦慧，下晡甚，夜半静。"这是说平旦应春，春时肝旺，故平旦慧；下晡应秋，秋时肝气衰，故下晡甚；夜半应冬，冬时肝气平，故夜半静。按此理类推，则"心病者，日中慧，夜半甚，平旦静""脾病者，日昳，未分慧，日出甚，下晡静""肺病者，下晡慧，日中甚，夜半静""肾病者，夜半慧，四季甚，下晡静"。这是说对于心病，根据日中应夏，夏属火而心气旺的道理，则日中是心病轻；夜半应冬，冬属寒水而克心火，故夜半时心病加剧；平旦应春，春木生心火，故平旦时心病转静。对于脾病，根据"日昳，未分慧"，应长夏，长夏属土而脾气旺的道理，则日昳病轻；日出应春，春木克脾土，故日出时病转重；下晡应秋，秋金与土为母子相合，故下晡时病转静。对于肺病，根据下晡（申酉时）应秋，秋属金而肺气旺的道理，则下晡时肺病轻；日中属心火旺时，肺病加重；夜半肾气盛，肺肾为母子关系，故夜半病转静。对于肾病，根据夜半应冬，冬时肾气盛，则夜半肾病转轻；四季辰戌丑未时，土应四季而克水，故四季时肾病加重；下晡

应秋，秋金生肾水，故肾病在下晡时转轻。仅从以上我们即看出，《内经》对时病的预测方面，内容丰富，十分精彩。

《内经》根据四时气候不同，指出各种治疗方法也不同。如《素问·藏气法时论》曰："合人形以法四时，五行而治。"首先在针灸治疗上特别强调四时针法的区别，《素问·诊要经终论》曰："春夏秋冬，各有所刺，法其所在。"其指出春天刺到夏天部位，夏天刺到秋天部位，秋天刺到冬天部位等，会产生多种恶果。所谓"春刺夏分，脉乱气微……春刺秋分，筋挛逆气……经气着藏"，等等。

为了保证四时刺法的正确，《灵枢·四时气篇》指出具体刺法，如"春气在经脉"，故春季针刺宜于选取经脉或肌肉的间隙，病重者深刺，病轻者浅刺。"夏气在孙络，长夏气在肌肉"，故夏季宜于选取盛经孙络及分肉之间，针刺只要穿过皮肤即可。"秋气在皮肤"，秋季宜于选取各经的腧穴，若六腑生病当取阳经的合穴，因合穴主汇合，应秋天收合之象。"冬气在骨髓中"，冬季宜于选取各经的井穴和荥穴，针刺要深，留针要久，因为冬天行闭芷之令，而井穴兼有开闭通窍的作用，荥穴具有疏调血行的作用。《内经》留下了丰富的四时刺法，金元时代的针灸对此做了发展，且子午流注学说也应运而生。

在运用药物和食物治疗方面，《内经》亦十分注重其四时用法的不同。如《素问·脏气法时论》："肝主春，足厥阴少阳主治，其曰甲乙，肝苦急，急食甘以缓之。""肝欲散，急食辛以散之，用辛补之，酸泻之。"

　　这是说春天主肝气上升，肝苦于过急而不和，肝木太过则殃及脾，故食味宜减酸增甘，以养脾且缓肝急。肝喜条达，其病多郁，食味可用辛散的消风、通经、和气、化痰之品（酌用凉膈类），饭酒不可过多，米面团饼不宜多食，有病可酌加荆芥、升麻、薄荷及槟榔、桔梗等辛温之品，忌用生地黄、黄芩、连翘等苦寒、凉血、腻膈之品，以顺乎和保护春少阳升发之气。否则，"逆春气，则少阳不生，肝气内变"等。

　　在养生方面，《内经》同样强调要顺乎四时变化，做到"春夏养阳，秋冬养阴"。如《素问·四气调神》指出：春天宜"夜卧早起，广步于庭，被发缓形，以使志生，生而勿杀，予而勿夺，赏而勿罚，此春气之应……逆之则伤肝，夏为寒变，奉长者少"。

　　以上是我们叙述的三个方面，构成了《内经》的四时脏象论证系统的主要内容。

第三章　时病与六气

六气，即风、寒、暑、湿、燥、火。六气从字面上看，首先是代表了六种不同的时令气候，但实际上它又是一个多层意义的概念。它同时还表示六种物质及其动态，六种生理机制，六种致病因素，六种证候，六种病理机制，六种生物节律等。六气是一个相互区别又相互关联，分而为六，合而为一的一个系统概念。

兹将六气的内容介绍如下。

第一节　风

风为空虚之体，性开泄，善行而数变，主乎动，本属于阳。

风有内外之分，外风生于天地，内风则生之于肝。内外之风有相互吸引的作用，如《周易》言："同声相应，同气相求，水流湿，火就燥，云从龙，风从虎……各从其类也。"

从时令气候上看，四时皆有风，然风极盛于春，为春之主气，行令于冬末春初，包括大寒、立春、雨水、惊蛰四节气，此乃阴尽阳始之时，故风本性虽为阳，然又归于厥阴风木。此时人体每因风而生长，此时疾病亦每因风而起，且多挟风的证候。

风有善有恶，有生有伐，正如《金匮要略》曰："风能生万物，亦能害万物。"在论证风的"善"和"生"时，《素问·阴阳应象大论》曰："东方生风，风生木，木生酸，酸生肝，肝生筋，筋生心。"张仲景说："夫国禀五常，因风气而生长。"陈修园说："五行正气不得风而失其和，木无风则无以遂其条达之情，火无风则无以遂其炎上之性，金无风则无以成其坚韧之体，水无风则潮不涨，土无风则植不蕃。"

此皆言内外之风具有生养人体的作用，这种"风"既是促进人体生长的因素，也是人体一种正常的生理现象。故凡人得此"风"，则气血和平，心情舒畅，信心百倍，消化正常，筋膜柔韧，五爪坚固，视力清晰，善辨五色等。

反之，风又有"恶"和"伐"的一面。如《金匮要略》曰："风气虽能生万物，亦能害万物，如水能浮舟，亦能覆舟。"风伤人致病的特点与风的特性有关。陈修园说"风即是气"，风气一体，空虚飘忽，无往不至，无时不在，但凡有空隙之处，风必趁机而入。四季皆有风，故时病每多挟风候，诸如风寒、风湿、风火、风燥、暑风等。所以《素问·骨空论》又说："风者，百病之始也。"

风性为阳，具有升发、向上、向外的特点，故风能伤人，易犯人的头部、肌表，开泄皮毛，出现汗出、恶风、脉缓的症状。

风主动，凡振掉眩晕，四肢抽搐，颈项强直，角弓反张，双目震颤，斜视上翻，夜盲等症，均为风之证候。

风善行数变，故其伤人无有定处，游走通身，如风疹、风痹等。

此又皆言风具有伤害人体"恶"的一面，这种"风"既是一种致病因素，也是一种病机证候。

总如陈修园曰："盖人居大块之中，乘气以行，鼻息呼吸，不能顷刻去风。风即是气，风气通于肝，和风生人，疾风杀人！"唯知善知恶，是谓真知。

气与时不相离。风在不同时节常有不同表现，然风气应春时则大动。春日之风，上凛冬令太阳寒水之气，下启夏令少阴君火萌动，在至阴至阳之间运动，故而乍暖乍寒，忽松忽紧，升降急速，动之不已，极尽生伐善恶之能事。此时之风最能体现风的特性。

凡春日和风，应时而至，万物得之，其生也速，"阳舒阴布，五化宣平"，草木萌芽，蛰虫振动，遍满环宇，一派生意。

故春日治风疾，必先谋求顺乎春风动荡之性，保护春天少阳生发之气。

在用药上，不宜滥施苦寒收敛之品，诸如生地黄、黄芩、板蓝根之品，而宜用防风、荆芥、升麻等辛温之品，所谓：肝欲散，急食辛以散之，用辛补之，否则，"逆春气，则少阳不生，肝气内变"。同时，顺应春天风气的养生之道，应当是"夜卧早起，广步于庭，被发缓形，以使志生，生而勿杀，予而勿夺，赏而勿罚"，否则，"逆之而伤肝，夏为寒变，奉长者少"。

另一方面，风有"太过"与"不及"。外风"太过"，可使天地"鸣靡启坼""振拉摧拔"；外风"不及"，会使"草木晚荣，苍干凋落"。对于人来说，内风"不及"则使人之双目无神、筋不柔和、肢软偏废、头眩摇动、内心恐惧惊骇、皮肤溃疡等，治疗可用川芎、桂枝、当归、鸡血藤、升麻、白术，鼓动体内风阳伸展生发。内风"太过"则使人之目赤红肿、眩掉狂怒、癫痫时作等，治疗可用薄荷、菊花、夏枯草、白芍之品，以潜消太过之风。

现代生物气象医学认为，风对人体健康有直接影响。尽管有些风的声波频率很低，凭人耳难以察觉，但人的身体却可以感觉得到。低频率的声波对人体神经中枢有影响。同时认为，一年中最令人讨厌的就是换季阶段，尤其是冬末春初之交。此时人血液中的酸度往往增加，静脉中等高浓度的胆固醇和糖的流动加快，能量的勃发使之精神兴奋，荷尔蒙使年轻人的性能力增强，毛发生长的速度比平时加快一倍等。另外，又可见到精神病患者数量渐多。生物气象医学认为，医生用药不要与气候发生矛盾。如咖啡因，能使人血管紧缩，血压升高，从而导致体温上升，若春天用在高血压患者身上，危害将比平时加剧，等等。总之，这些都与中医时病学观点颇有相通之处，可供参考。

第二节　火

火分为两种：少阴君火、少阳相火。

火为热之极，其性炎上，上下游行，消灼阴气，本属于阳。

火有内外之分，外火生于天地，内火生于心与胆。内外之火有相互吸引的作用。

火性虽为阳，但按三阴三阳，则火归于少阴、少阳。从时令上看，四时皆有火，然火极盛于夏。其中少阴君火内通于心，行令于春末夏初，温热易生的三、四、五月（阳历，下同），包括春分、清明、谷雨、立夏四节气。此时人体每因火而长；而此间之病也常因火而起，多挟有心火证候。少阳相火内通于胆，行令于炎暑始蒸，火热亢盛的五、六、七月，包括小满、芒种、夏至、小暑四节气。此间人体每因胆火而迅速发育；而此间之病亦常因胆火而作，多挟有胆火证候。火有善有恶，有生有伐，正如《素问·阴阳应象大论》"壮火食气""少火生气"，即壮火伤伐元气，少火则生化元气。

再来说火的"善"与"生"一面，《素问·阴阳应象大论》说："南方生热，热生火，火生苦，苦生心，心生血，血生脾。"这是讲内外之火具有使人体发育的性能。这种"火"既是人体生长的因素，也是人体的一种正常的生理现象。故凡人得此火，则面色红润，目含精光，血脉充盈，搏动有力，神智清晰，思考敏捷，精力充沛，食欲旺盛。

反之，火又有"恶"与"伐"的一面。火为极热，其性炎上，一旦侵犯人体，可见发热，恶热，面红目赤，心烦燥满，舌红苔黄，尿赤脉数，或咽喉红肿，疮疡赤烂；若心火上炎，则见口舌糜烂；若胆火上冲，则目赤涩痛；若挟持胃火，则牙龈肿痛。

倘若火热亢极，最易耗伤体内津液，产生口干渴，喜冷饮，大便干燥等症，甚则灼伤脉络，迫血妄行，而见吐血、尿血、便血、发斑、舌红、脉数等。

以上皆言火具有"恶"的、伤害人体的一面。这种"火"既是一种致病因素，也是一种病机证候。

时与气不相离。火在不同的时节有不同的表现，然火气得夏时则大动。每逢春夏之交，白昼渐长，气候暴暖，少阴君火起于前，少阳相火紧随于后，其前禀春风之鼓荡，后受炎暑之挟和，火热之气稳稳充斥流行于天地之间，不易消潜。故此时之火最能体现火的特性。

凡夏日之火，应时而至，与"一阴"（夏至之后，一阴始生）相和，万物得之，其长也盛，可见一派蕃茂昌秀之象。

故夏日治火疾，宜先谋求顺乎火热炎上之性，以保护夏天太阳生长之气和一阴始生之气。在用药上如果一味妄投大剂凉血、凝滞之品，诸如生地黄、紫草、犀牛角等，也会产生副作用，其间可用宣发外透、清凉护阴之品，如薄荷、桑叶、玄参、栀子、麦冬、牡丹皮、生甘草、黄芪、党参、竹叶、鳖甲、生牡蛎等，所谓："心欲软，急食咸以软之，用咸补之，甘泻之。"其中"甘泻之"的意思是指甘能补，以补为泻。若反其道而行之，即成"逆夏气则太阳不长，心气内洞"。同时，顺应夏日火气的养生方法，宜当"夜卧早起，无厌于日，使志无怒，使华英成秀，使气得泄，若所受在外"，否则"逆之则伤心，秋为咳疟，奉收者少，冬至重病"。

另一方面，火有"太过"与"不及"，外火"不及"，会使万物生而不长；外火"太过"，会使天地炎灼妄扰。内火"不及"，表现在人体，可见心区冷痛，神虚昏惑，悲哀健忘，震惊不已等，治疗可用附子、肉桂、桂枝、当归、瓜蒌、薤白等温热之品。反之，内火"太过"，表现于人体，可见"笑疟疮疡，血流狂妄"等，治疗可用苦寒之药以折火势，酌加辛开行动之品，令"火郁发之"。

第三节　暑

暑为火热之气所化，故具有火的炎上，生散，灼耗阴液等特点。正如《素问·五运行大论》："其在天为热，在地为火……其性为暑。"可见暑在根本上还是表现为火热。

从时令上看，暑独行于盛夏，为盛夏的主气，行令于七月间，一般经过"季夏、小暑、大暑之令"。但其中夏至、小暑本为少阳相火行令期，而大暑则为太阴湿土行令期。故暑虽为六气之一，但却不能用三阴三阳来定自己的名号。

暑有善恶之分。

《素问·五运行大论》曰："暑盛则地热。"大地全凭"暑以蒸之"，方能使地下阴寒气缓缓上蒸于天，氤氲交变而为之雨露，下行于地以濡润万物，滋养人群。这是暑气善的一面。

《素问·阴阳应象大论》又指出"壮火散气"和"壮火之气衰"。暑为"壮火"，可使人产生高热、汗多、口渴、喜饮、心烦闷乱、脉洪、小便短赤、乏力少气等一派火热阴亏气虚之症状，所谓"阳暑"病。又，"四时之变……重阳必阴"，暑气火热，能使人体元气耗散于酷热之中，故暑气能令人体内生虚寒。如出现猝然冷汗淋漓，虚脱昏倒的"阴暑"症。

暑内禀夏日少阳相火之热，而兼得长夏太阴湿土之气，故"暑多挟湿"。一旦伤人，可见四肢困倦、食欲减退、胸闷呕吐、便溏苔腻等症。以上又皆言暑之恶也。

暑有善恶两面，故治暑疾，不可一味全凭寒凉，当酌情顺其上炎之势。补益元气，和脾养阴渗湿，如药用黄芪、党参、辽沙参、西滑石、香薷、藿香、薏苡仁、砂仁等。否则"夏伤于暑，秋必害疟"。

第四节　湿

湿性为阴，以水同类，体重质滑，黏滞重浊，行动甚缓，其远不如风之善动，火之炎热，燥之劲刚，寒之冷凝。

湿性阴而柔顺，见寒随寒化，见热随热化，或为寒湿，或为湿热。故冉雪峰说："湿为水火相交之气。"

湿有内外之分，外湿生于天地，内湿则生之于脾。内外之湿有相互吸引的作用。按三阴三阳，湿名归太阴湿土。

从时令上看，四时皆有湿，但湿极盛于长夏，为夏末入秋之主气，行令于炎暑渐消，湿土蒸氲的七、八、九月，包括大暑、立秋、处暑、白露四个节气。此时疾病亦每因湿而起，且多挟持湿的证候。

湿有善恶生伐。

《内经》曰："中央生湿，湿生土，土生甘，甘生脾，脾生肉，肉生肺，其在天为湿，在地为土，在体为肉，在脏为脾。"湿气通于脾，脾生肉与肺。凡人得湿中水谷精微，则营养充足，口唇红润光泽，肌肉丰满，富有弹性，四肢轻劲，灵活有力，等等。这说明内外之湿，协调平正，便具有使人体生长发育的一面，即这种湿是人体生长因素和生理现象。此乃湿之善也！

《素问·五运行大论》曰："湿盛则地泥。"《六元正纪大论》曰："湿胜则濡泄，甚则水必跗肿。"盖湿性重浊，其伤于人可见头重昏沉、肢节困沉难举。浊即秽浊，指分泌物、排泄物有秽浊不清的特点，如小便混浊，大便溏泄，痢下脓垢，妇女赤白带下及疮疡疱疹，破溃流脓，淌水腐烂等。

湿性黏滞，伤于人后症见大便黏滞不爽，小便滞涩不畅；又指病程较长，缠绵难愈，如各种风湿病、湿温证等。湿性阴柔，遏伤阳气，阻碍气机，伤之于人可见胸闷、腹胀、脘腹痞闷、腹痛后重等症。

此又皆言湿具有伤害人体的一面。这种湿既是一种致病因素，也是一种病机证候。此乃湿之恶也！

时与气不相离。湿气应长夏之时则大动。清代高士宗曰："湿土之气，在于地中。"平时在地中缓缓氤氲于四季，只是在长夏时节经暑热一番酷蒸，方尽出乎于地中而行令天下，所谓"湿得温始化"。

长夏之始，应时而至，天地与人得之，则"五化齐修"，"其气平，其性顺，其用高下，其化丰满"。

故长夏治湿，要善于顺应湿气阴柔之性，不能只知苦温刚燥，而亦当不忘酌用甘温护阴之品，如石斛、麦冬、川黄连、甘草、石菖蒲、槟榔等。此所谓"脾欲缓，急食甘以缓之，用苦泻之，甘补之"。

另一方面，湿有"太过"与"不及"。外湿太过，则万物"濡积并稿""震惊飘骤崩溃"。反之，外湿不及，则万物"秀而不实，成而秕也，其气散"。表现于人体，内湿太过，则其"病腹满，四肢不举"等。内湿不及，则见肌肉萎缩、四肢僵弱、疮烂流脓稀水、腹满痞塞、精神恍惚不安等。治疗当随症处之。

第五节　燥

燥者干也。《素问·阴阳应象大论》曰"燥甚则干"，刘元素《素问玄机原病式》曰"诸涩枯涸，干劲皲揭，皆属于燥"。燥气的阴阳属性说法不一。喻嘉言、费晋卿等认为，初秋尚热，则燥而热，深秋即凉，则燥而凉。

雷丰认为燥气行令于深秋、入冬之季，故"燥属阴凉"。

《性理大全》认为"燥属次寒"，江诚论证燥属寒凉时说："人皆知温为热，而不知燥为热者盖因燥字从火之弊耳。试温即以燥为热，曷不以温字从水而为寒乎。"

也有人折中众说，解"燥"字十分圆活，说："以燥为全体，而以热与凉为之用。"

总之，"燥"字属性虽有论争，但临床尚不必拘于一家之说，主要当知燥胜则干。燥气兼有收引阴阳之气的特点。若阴气向内收引太过，则阳居于外，便出现恶热喜凉口鼻干燥、吐血等热燥之证。若阳气向内吸引太过，则阴居于外，便出现恶寒喜温、嗽喘无痰等寒燥之象。

燥有内外之分，外燥生于天地，内燥生于肺。内外之燥有互相吸引的作用。

从时令上看，四时皆有燥。然燥极盛于秋，为秋天之主气，行令于湿土潜消，燥金肃降的九、十、十一月，包括秋分、寒露、霜降、立冬四个节气。秋高气爽，秋气清劲，燥在三阴三阳中名归阳明燥金。

秋天人体气机因燥气而渐渐收敛；秋日之病亦多因燥而起，每挟有燥证。

燥有善恶生伐。

《内经》曰："西方生燥，燥生金，金生辛，辛生肺，肺生皮毛，皮毛生肾，肺主鼻。其在天为燥，在地为金，在体为毛，在脏为肺。"此言内外燥气能将春夏时节的天地二气收引聚敛以归肾，充身泽毛以生肺，坚固人体气机。这种"燥"既是促进人体气机运行的不可缺少的因素，也是一种正常的生理现象，凡人得此燥则呼吸通畅，毛发皮肤坚固而光亮，行动利索，能静能动，等等，此乃燥之善也。

"燥胜则干"。冉雪峰说："燥为水火不交之气。"水火不交则气不生化而干也。故燥伤于人，易损津液。而津液不流，又可继发营养障碍，瘀血内阻，每见口鼻干燥，皮肤枯，毛发不荣，便干短涩，干咳少痰，肌肉消瘦等症。这种燥是一种致病因素，也是一种病机证候。此乃燥之恶也。

时与气不相离。燥气得秋时则大动。秋日燥气，应时而至，万物得之，聚敛精气，"收而不争，杀而无犯，五化宣明，其气洁，其性刚，其用散落，其化坚敛"。故秋时治燥，要善于顺应秋燥的刚劲、收敛和从阴从阳的特点，既要能用甘寒滋润之品以抑燥，又要能用温通辛散之品以交通水火之气。清代雷丰特别提出用"炙甘草汤以治燥"。因为炙甘草汤不但有生地黄、麦冬等甘寒滋阴之药，更有桂枝、生姜温开通经之品，乃治燥之正方。此所谓："肺欲收，急食酸以收之，用酸补之，辛泻之。"

秋日养生，当"早卧早起，与鸡俱兴，使志安宁，以缓秋刑，收敛神气，使气平，无外其志，使肺气清，此秋气之应，养收之道也"。否则，"逆之则伤肺，冬为飧泄，奉长者少"。

另一方面，内外之燥又有"太过"与"不及"。

外燥"太过"则万物"暴折疡痉""雾露萧瑟，其变肃杀凋零"。反之，外燥"不及"，则万物"是谓折收，收气乃后"。内燥"太过"表现于人体则见"其病喘喝，胸凭仰息"，如面首枯焦，口干引饮，大便干结，苔黄干厚，黑睛剥脱，白珠皱折，目干无泪，烦渴不食等。治宜用生地黄、元参、女贞子、地骨皮、知母、桃仁、麻子仁、花粉之类。

内燥"不及"，表现于人体，则见"铿禁瞀厥，其发咳喘"，"其病鼻衄，从火化也"，如大便热溏，皮肤溃疡，口干不饮，湿疹常发等。治宜用黄柏、苍术、苦参等。

第六节　寒

寒主收引封闭，主凝滞，主乎静，本性为阴。

寒有内外之分，外寒生于天地，内寒生于肾，内外之寒有互相吸引的作用。按三阴三阳，寒名归太阳寒水。

从时令上看，四时皆有寒，然寒极盛于冬，为冬之主气，行令于水气日盛，冬寒凛冽的十一、十二、一月，包括小雪、大雪、冬至、小寒四个节气，此时人体精气因寒而封藏，而此间之病也常因寒而起，多挟寒候。

寒有善恶生伐。

《内经》曰："北方生寒，寒生水，水生咸，咸生肾，肾生骨髓，髓生肝，其在天为寒，在地为水，在体为骨，在脏为肾。"

寒气通于肾，肾生髓生肝。这种寒是人体生长发育的必需条件，又是一种正常的生理现象。假如有夏而无冬，有热而无寒，则人体的阴精气血往往只行于肌表、皮毛、经络。阳气不能封藏而耗散于外，精血不能内趋潜行五脏，久而久之，难以长寿。反之，人若得此寒，则精血气神均以封藏密固，肾与骨髓随之受到滋养，先天强固，容易长寿。正如《素问·五常政大论》："东南方阳也……阳精所奉其人夭。""西北方阴也……阴精所奉其人寿。"此乃寒之善也。

寒亦有其"恶"。寒属阴，乃伤阳气，其性凝滞，主痛主吸引。寒气一旦伤人则肢冷、身寒、下利清谷、呕吐清水、周身肚腹疼痛，或见恶寒发热无汗、四肢不伸、厥冷不仁等症。这种寒是一种致病因素和病理现象。

时与气相随。寒气应冬时则大动。凡冬日大寒，应时而至，万物得之，封藏也速，"藏而勿害，治而善下，五化咸整"，故此时治寒不可一味投用壮阳辛温燥烈之品，而当注意要顺从冬寒封藏之性，用药宜温凉并用，以护五脏阴气，静养肾精。如熟地黄、黄柏、知母均可酌加。此所谓"肾欲坚，急食苦以坚之，用苦补之"。否则"逆冬气，则少阴不藏，肾气独沉"。

冬时养生，宜当顺应冬寒之气，"早卧晚起，必待日光，使志若浮若匿，若有私意，若已有得，去寒就温，无泄皮肤，使气亟夺。此冬气之应，养藏之道也"。否则，"逆之则伤肾，春为痿厥，奉生者少"。

另一方面，内外之寒有"太过"与"不及"，此理同前所论，兹不复赘。以上讲四时之气，均有"利"与"害"两个方面。

正如古人言："天生阴阳寒暑燥湿，四时之化，万物之变，莫不为利，莫不为害。圣人察阴阳之宜，辨万物之利，以便生。"故医家之道，贵在知四时六气之利害，且化害为利，用利去害。由此推而广之，可以进而探索整个时气变化的善恶生伐之理。

第四章 时病与郁

《素问·刺法篇》曰："气交有变，即成暴郁。"是说四时六气如果太过与不及，加上七情不畅，即合而为郁。

郁，指人体内外、表里、上下之气机不通的意思。临床上，凡局部出现水肿、疼痛、胀满、渗出、溃疡、坏死，以及各种神智错乱、痴迷、癫狂等病理反应，都可以说是"郁"的表现。

六气郁极还可变生瘟疫与疠病。《素问·本病论篇》即言"久而化郁"致"民病瘟疫早发"。

宋代朱丹溪受《内经》启发，明确说："气血冲和，万病不生，一有拂郁，诸病生焉，故人身万病，皆生于郁。"故治疗时病，都要考虑一个理气开郁的问题。比如治疗六经病"太阳为开"，治太阳病用麻黄、桂枝辛温发汗，通经解表，此是以通经发汗为开郁；"阳明为合"，治疗阳明病，用白虎汤、承气汤通下泻热以求开郁；"少阳为枢"，少阳病用柴胡、半夏疏肝化痰理气，亦是开郁。三阴病的治疗，多用生姜、附子、细辛、当归等，均不离开郁之意。知此关键，则对仲圣之法，思

过半矣。而其理论之源，却正是来自《内经》的时病生于郁的
研究。

第五章　时病与体质禀赋

体质禀赋是人群中的个性在其生长发育过程中形成的代谢、功能与结构上的特殊性。这种特殊性往往决定着他对某种致病因子的易忘性及其所产生的病变类型的倾向性。

国外医学史从古希腊到近代巴甫洛夫，体质类型学说已不下 30 余种，但大多难以密切指导临床医学实践。

而在我国自《内经》《伤寒杂病论》开始，就形成了一套独特系统的体质禀赋学说，一直有效地指导两千年来的中医临床实践。

《内经》根据人的不同体质禀赋，划分了 25 种类型人，不但指出了不同类型人的外形、肤色、语言、动态、心理、性格、面容的差别，还特别指出这 25 种人对时令气候的适应方面的差异。其中，有的"能春夏，不能秋冬"，有的"能秋冬，不能春夏"。同时指出不同类型的人在相同的客观条件下患同一种病，但病变特点和发病部位却有很大不同。就如木型与火型之人，同在冬天害病，木型之人病多在足厥阴，出现足厥阴的证候；火型之人病却多在手少阴，出现手少阴的证候。

　　从大的方向上看，时病中于人，病因相同而素体阴虚者，病多从热化；素体阳虚者，病多从寒化。如《内经》指出，有人"逢风寒，如炙如火"，有人却"身寒，汤火不能热，厚衣不能温"，其原因是前者"阴气虚，阳气盛"，后者"素肾气盛，以水为事，太阳衰"。即前者为阴虚阳盛之体，后者为阳虚阴盛之体。《伤寒广要》说："凡人禀气各有盛衰，假令素有寒者，多变阳虚阴盛之疾，或变阴毒也；素有热者，多变阳盛阴柔之疾，或变阳毒也。"

　　判断体质禀赋的阴阳属性，在中医临床施治上有着极其重要的指导意义。张仲景在《伤寒杂病论·伤寒例第四》中指出："夫阳盛阴虚，汗之则死，下之则愈；阳虚阴盛，汗之则愈，下之则死。"又具体指出"桂枝下咽，阳盛则毙。承气入胃，阴盛以亡"。这是说，在同一时间同样一个太阳病，患者属于"阳盛阴虚"的体质，不宜用桂枝、麻黄等辛温发汗法，而适于清热降泄之品，即所谓"汗之则死，下之则愈"。属于"阳虚阴盛"体质的患者，不宜用苦寒清泄之法，而适于辛温发汗之品，即所谓"汗之则愈，下之则死"。根据仲圣的启示，后世医家竞相研究各种体质禀赋的人用药之法。李东垣善治肾阳不足或阳损及阴者；朱丹溪善治平素阴虚火旺者；张景岳善治肾阳不足或阳损及阴者；王清任善治平素气血瘀滞者等。温病家也认为，阴素不足者往往易患温病，有"温邪毒击下虚人"之说。故温病大家叶天士针对性地提出并倡导养胃阴之法。

　　近人匡调元在《中医病理研究》中提出，"用药之宜忌有相当一部分是体质之宜忌"。他将体质分成正常质、晦涩质、腻滞质、燥红质、迟冷质、倦㿠质六大类型。

其中正常质者患病，用常法则可取效。晦涩质者患病，乃气血郁阻，当重用活血化瘀药，忌凉血涩血药。腻滞质患者易生痰饮，当重用化痰逐饮药，忌养阴药。燥红质者患病，易津亏化热，当重用养阴清凉药，忌辛燥药。迟冷质者患病，易阴盛阳微，当重用温阳药，忌苦寒药。倦㿠质者患病，易气血虚，当重用益气药，忌破气药。这些看法很有价值。

本书认为临床若能把握胃与肾的阴阳属性，再结合古今中外各种体质学说，必能有效地指导时病辨证治疗。

第六章 时病与水土

水土不是单指水与土，而是某一地区的地质、水文、生态、气象、饮食、起居、生活习惯等综合因素的总称。水土，又包含现代医学中的"环境卫生"，涉及现代环境的污染等研究课题。

古人是将水土看成是"气"。换言之，某地区水土环境便是某一方的特殊之气。

比如《内经》中有"东方生风，风生木""南方生热，热生火""中央生湿，湿生土""西方生燥，燥生金""北方生寒，寒生水"的论述，就是将地理方位与四时六气视为一体，整个天地人是以地球为中心，按五行生克乘侮的关系，互相依存，互相消长，共同进化，依序演变。

水土既然属于气，所以并不是一成不变的，它在四时六气的作用下，时时刻刻发生变化。正如《素问·五运行大论》指出，"地为人之下，太虚之中也……燥以干之，暑以蒸之，风以动之，湿以润之，寒以坚之、火以温之，故风寒在下，燥热在上，湿气在中，火游行其间，寒暑六入，故令虚而化生也"；

又说："故燥胜则地干，暑胜则地热，风胜则地动，湿胜则地泥，寒胜则地裂，火胜则地固矣。"由此可知，水土之气是应四时六气的变化而变化。

如果水土之气变化反常，人体不能适应即会生病。《内经》分析疫病的原因是"天地气逆，化成民病"。清代高士宗注解："天气病则为疫，地气病为疠。"这句话里的有"病"的天气、地气是指在四时六气作用下发生反常变化的水土之气，而水土之气反常，可导致疫疠杂病流行。

水土的特异性对人的生理、病理有特殊影响，《素问·异法方域论》对我国各种水土环境下所产生的疾病做过系统的总结分析。如东南沿海一带，由于四季海风、海水及人们多嗜食鱼咸等环境和条件，故当地人多生疮疖痈疽，肠中热腐，肌肤黑疏。西方地势高拔，多风沙，人们常年食牛羊脂膏之品，故当地人肌肤内脏坚实，外邪不易内犯，多易在七情上犯病。南方地势低下，雾露烟障弥漫，当地人多善食酸腐辛辣，故肌腠致密纤细，多发湿热痹毒证。北方风寒冰冽，地势亦高，当地人常居住在旷野，食牛羊乳酪，故易生脏寒满胀之病。中原地平开阔，当地人以五谷杂粮为主，多生寒热痿痹。古人还记载：山区轻水之地，多秃与瘿病；低洼重水之地，多脚气腿瘸；辛水之地多生疮与疠；苦水之地，多生佝偻病。

现代科学也十分重视水土与疾病的关系。

据现代环境地质学研究指出：在地质历史的发展过程中逐渐形成了地壳表面元素分布的不均一性。这种不均一性在一定程度上控制和影响着世界各地区人类、动物和植物的发育，造成了生物生态的明显地区性差异。而与这种地质差异同样重要的是气象因素对人类的影响。

现代医学开始越来越深入地探讨水土差异与时病的密切关系。如我国近代学者孙建纯等从"生物地球化学"和"气象医学"角度研究克山病 (克山病主要症状是突然出现难受不堪，心跳加速、气促、恶心、呕吐、烦渴，短时间内可以死亡)。现代医学认为克山病随着病区地域的变迁而表现出发病高峰有季节周期变化。在东北、华北往往在严冬（1~2 月）为发病高峰，而在云南、四川往往在盛夏（6~8 月）为发病高峰，山东则不明显。克山病发病区域水土环境往往是相对湿润，中性偏酸，其中硒、钼等微量元素活性可能低于非病区，水中腐殖酸总量及氧耗量显著高于非病区，粮食和菜中有致病因素，在亚硝酸盐协同作用下，能充分显露出其致病作用。

又如，我国眼科学者认为，白内障发病率与地理及气象因素关系密切，认为白内障发病率随纬度的减少或随海拔升高而增加，且均与太阳辐射强弱有明显关系。一般南方发病率显著高于北方，又以西藏泽当为最高。初步认为南方炎热，夏季长，阳光强烈，而西藏海拔平均 4 000 米，云层少，空气中水汽及尘埃也少，纬度小，是全世界太阳辐射最强地区，故发病最多。

总之，水土之气是随时发生变化的，而水土与时病有不可分割的关系。

现代医学的研究方法和经验，将对总结我国古代时病学有很大的启发作用。

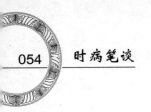

第七章　时病与杂气

明代吴又可于 1642 年著成《温疫论》，创立"戾气"学说。戾气、疫气、疠气与杂气是互称的。

吴又可认为杂气完全不同于四时六气，他说："杂气无穷，茫然不可测，专务六气，不言杂气，岂能包括天下之病欤。"吴又可说的杂气，主要指现代急性、烈性传染病的致病之气。

然而，经过长期临床检验，如果离开《内经》的五运六气学说，很难深入理解杂气，反而使杂气之论易流于蹈空。

首先，理解杂气，必须要借助六气。比如观察一个杂气病患者，先要审视其临床证候。而分析患者的所谓"杂气证候"，总要从六气角度去分析，医生根本无法离开六气去空谈杂气。

再者，杂气的产生，不是凭空掉下来的。它是天地原有的四时六气发生局部性的"突变"而来。故仍然禀有六气的特点。

六气"突变"而成杂气，是因为"气交乃变，变易非常，即四时失序，万化不安，变民病也"，是因为气交变化当中形成"暴郁"。暴郁突变的六气，转成各种疫疠之病。所以，六气与杂气在临床上不能"一刀切"地理解。

总之，理解四时五运六气，是理解杂气的基础。近代各种烈性传染病、免疫性疾患、肿瘤等，均为广义的疫疠之病、杂气之病。

中篇　时病临证

　　时病，是由四时六气在不断变化中作用于人体，而引发的季节性常见病、多发病。四时六气太过与不及，多引发普通时令病。如伤风感冒，多种内外杂症等。

　　四时六气在局部地域一旦发生"异变""突变"，多会引发温病疫疬及相关杂症。如春日的春温、风温；夏季的暑温、湿温、痢疾；秋季的秋燥、疟疾；冬季的冬温，乃至急性出血热、霍乱等暴疫；更有相关的内外杂症。

　　本书将时病分成以下三类叙述：①普通时令病（及相关杂症）；②温病（及相关杂症）；③常见时气杂症。

　　《眼科探骊》作者，20世纪中医眼科泰斗张望之先生常对弟子说："天下之病，十有八九多为时病。时病之起，十有八九首发太阳。故医家治病，首重太阳。得其要者，一言而终。"

　　何谓太阳？在中医六经学说中，太阳列首位。在人体，一切体表部位，诸如汗毛、肌肤及细胞、脏腑黏膜、骨膜类表层组织，特别是头、颈、脊背、肩等表面组织部位，以及其对外刺激的早期反应，均可归于太阳。

而各种疾病如果发生了"发热、恶寒、头颈强痛、脉浮"等状态，即可称"太阳病"，又可称为"大太阳反应"。故太阳是既指部位又指状态的复合型概念。

太阳还可以分成三部分：上太阳、中太阳、下太阳。

上太阳包括：头部、颈项部、五官表层，特别是鼻腔、咽部、眼睛球结膜等，这些均与肺系的功能区域有相当的重合。凡是见到咳嗽、咽干痰痛、鼻塞流涕、白睛赤红，均为"上太阳"反应。

中太阳包括：腹部，与脾胃肝胆的功能反应区域有一定重合。凡见腹胀痛、泄泻、恶心呕吐、两胁不舒等，多先有发热恶寒，均为"中太阳"反应。

下太阳：与少腹、膀胱、腰部、下肢的功能反应区域有一定重合。凡见少腹不舒、小便不利，或尿血，或小便自利而腹痛、腰痛、下肢痛胀等，多先伴有发热恶寒，均可称"下太阳"反应。

太阳病，可以是独立的病，也可以是各种时病的早期症状或遗留症状。

《伤寒杂病论》皇皇巨著，近三分之一篇幅是在谈太阳病，可见太阳之重要。

"太阳为开"，乃多血少气之经。气行则血行，气滞则血凝。血多气少，最易凝滞不通。故治疗太阳病，用药贵在一个"开"字。即开通经络，开发腠理，开透毛窍，开达募原。而最忌凉血、凝血之品。

太阳经与肺表的功能区域互相重叠包含。所以，无论是普通时令病早期还是温病初期，其病情都是首先涉及太阳。故正确处理太阳证，实乃医家第一要务。

"有一分恶寒，即有一分表证"，凡病在初期，有太阳表证在，一般不可轻易大量盲目地滥投清热解毒、苦寒凉血之品，如黄芩、生地黄等，以免引起太阳肺表的经气发生"凉遏冰伏""引邪内陷"之弊端，导致坏症丛生，缠绵不愈。

当然，对于出现咳吐黄黏痰、咽喉肿痛红烂、温疫暴烈、温毒明显者，另当别论。自需重剂苦寒清热、解毒攻下之品，以"截断"凶险疫毒。但也要关注勿碍太阳运行之气。

近年来，中医学者冷方南提出一个"患者不知情的医疗事故"这个观念，即认为在对普通感冒和普通温病的初期治疗中，如上所说，不能盲目无理地滥用各种清热解毒、苦寒的"凉药"。否则会引起风热表邪长驱直入气分、营分、血分，这均属于严重的误治。这种以牺牲人体正气为代价的违反中医治疗常规的方法，即是"患者不知情的医疗事故"。

以上亟须医者深思。

第一章　普通时令病

普通时令病，是时病当中一个大类，是整个时病当中的基础性疾病。主要包括普通感冒和相关杂症。兹分述如下。

第一节　普通感冒

中医之普通感冒，俗称"伤风""时令感冒""时令病"。临床上有点类似现代医学的"普通感冒"。

该证多从太阳开始，单经发病，病势较缓，病症较浅，有各种寒热虚实变化，不传染或传染性极微弱，发热症状或轻或重，发热多以太阳为中心，主要在三阳（太阳、阳明、少阳）之间摆动。也可以直中三阴（太阴、少阴、厥阴），出现寒热虚实的变化。

对于普通感冒，特别注重六经辨证，要紧抓太阳，首辨寒热，细审兼挟，顾护脾胃，以宣透太阳为第一要旨。

西医之"流行性感冒"，一般归于中医的"温病"，我们将在第二章叙述。

西医之咽—喉—扁桃体炎，一般是在中医的普通感冒与温病二者之间的过渡带上的病证。在这个过渡带上，普通感冒与温病是可能互相转化的，用药也是在二者之间酌情加减变化。

兹列举十四种证型如下。

一、风寒感冒

（一）实证

主症：恶寒重，发热经，无汗，头痛，肢节酸痛，"上太阳"症状明显，如鼻塞声重，时流清涕，喉痒，咳嗽，咳痰稀薄色白，舌苔薄白，脉浮或浮紧。

治则：辛温解表，宣肺散寒，透发太阳。

参考处方：

麻黄汤（麻黄 10g，桂枝 10g，杏仁 10g，甘草 10g）。

荆防败毒散（荆芥、防风、柴胡、薄荷、羌活、独活、川芎、枳壳、前胡、桔梗、茯苓各 12g，甘草 10g）。

风寒挟湿、风湿侵表、身热不扬、身重苔腻、脉濡者，参用羌活胜湿汤（羌活、独活、防风、川芎、藁本、蔓荆子各 12g，甘草 10g）。

风寒气滞、胸闷呕恶者，或"中太阳"症状明显者，配用香苏散（香附、紫苏、陈皮各 12g，甘草 10g）。

（二）虚证

虚证又称太阳风寒表虚证。

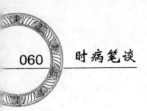

主要症状：恶风发热、有汗、头痛，或有项强，鼻塞流涕，喉痒、咳喘、喘息，咳白稀痰，舌苔薄白，脉浮缓。

治则：疏风解肌，调和营卫。

方药：桂枝汤（桂枝10g，白芍10g，甘草6g，生姜10g，大枣4个）。

若有明显的喘咳、咳白痰等"上太阳"症状者，可用桂枝加厚朴杏子汤；兼有项背强几几者加葛根。

以上太阳风寒感冒，虽分表实表虚，但用药皆宜辛温。若脾肺气虚者，可酌用参苏饮、补中益气汤类。若肾阳亏虚者，可酌用麻黄附子细辛汤。凡不分虚实，误用清热解毒，必然导致阳气损伤，加重病情，贻误病机。

二、风热感冒

主症：发热，微恶风寒，或有汗、鼻塞、喷嚏、头痛、咽喉干痒或微痛或干痛，舌苔薄或微黄，脉浮数。

治则：辛凉解表，透发太阳。

处方：张望之先生"感冒基本方"加减。

1981年，张望之先生不顾耄耋之年，给河南中医学院（现河南中医药大学）研究生上了一次课，主讲"感冒"。课堂上张望之先生提出一个简易处方及其加减法，以治疗普通感冒和部分流行性温病感冒前期，称作"感冒基本方"。兹仅凭记忆介绍如下（记忆可能有不少缺漏，还望当时听讲者不吝指正为盼）。

该处方及其加减法如下。

方药：生麻黄 3~10g，生石膏 12~40g，滑石 6~18g，槟榔 5~10g，炙甘草 3~12g。

如果医生不愿用或不敢用生麻黄，可换成荆芥 6~10g，防风 6~10g。

加减法：

冬天加减法：恶寒重、身痛甚者，宜加羌活、独活；发热头痛甚者，可加大生石膏用量；咳嗽者，加杏仁、紫菀；胸闷甚者，加瓜蒌仁；身体虚弱者，加黄芪、人参；口干甚者，加麦冬；颈项强者，加葛根；流清涕者，加苍耳子。

春天加减法：可将麻黄换成荆芥 6g、防风 6g；如果在温病流感流行期，患者高热不退，可以再加柴胡 18g、黄芩 12g。

夏天加减法：可将麻黄换成香薷 10g、藿香 10g，可酌加金银花 10g；腹泻、纳差者，可加大腹皮 10g、厚朴 10g；发热不退者，可加青蒿 10g。

秋天加减法：秋天，若天气温燥，患者自感温燥口渴、咽干身热，可加桑叶 10g、菊花 10g、连翘 10g、麦冬 10g、杏仁 10g、川贝母 10g；若天气寒凉，患者自觉恶寒头痛甚，无汗、咳稀痰者，可加苏叶、陈皮、杏仁、茯苓、半夏。

典型病例：

1.智某，男，52 岁，1995 年 12 月 25 日入院就诊，自述昨晨饮酒后，冒寒风去上坟，午后即发热、头痛、身恶寒。体温 39℃，医学各项指标均正常，中性粒细胞稍高，咽红。用抗生素、退热药 3 天，体温不降，仍 39℃。改服中药，用上"感冒基本方"加减：麻黄 10g，生石膏 30g，槟榔 10g，西滑石 12g，甘草 6g，柴胡 20g，黄芩 10g，防风 10g，青蒿 20g，板蓝根 10g，水煎服。1 日 2 次。当夜体温降至 37.5℃，又连服 3 剂，一切正常。

2. 李某，男，54 岁，1982 年 1 月 8 日就诊。自述高热不退已 5 日，体温 39.5℃，饮食不进，大便不下，血常规：中性粒细胞稍高，其余正常。用各种抗生素、退热药仍然无效。改用中药，用上"感冒基本方"加减：即再加地骨皮、杏仁、生石膏至 60g。第二天又将"感冒基本方"改为：去麻黄，加瓜蒌仁、大黄。服 2 剂。待其能进食、热退、大便通，体温正常，又改用营养的方剂以结尾。

张望之先生倡立的"感冒基本方"，既具有良好的临床效果，又具有独特的"兼容性"。所谓"兼容性"，是指该处方的方义和加减法，既针对普通的伤风感冒（风热型），又针对温病流行性感冒，乃至某些疫病早期。

对于风热感冒，医家更习惯将"银翘散"作为首选，而本书却独将张望之先生的"感冒基本方"作为首选。这是因为银翘散是温病初起的首选，而普通感冒不是温病，二者不能混为一谈。二者的医疗方法也有不小的区别。普通感冒注重发表调气的意蕴，温病则更注重清热解毒的力度。

然而，即使普通温病的早期，也不能盲目地滥用苦寒凉药，此点上文已叙述。

普通感冒的叙述，就此可以搁笔。但考虑中医学治疗感冒的方法博大精深，兹再按多种角度加以介绍，以供医者参考。

三、小儿风热感冒

小儿风热感冒，可以使用张望之先生的"感冒基本方"。还有以下几个地方专业治法。

（1）宝鸡市中医院薛明等应用宣毒发表汤（升麻、葛根、杏仁、荆芥、防风、桔梗、枳壳、柴胡、连翘、牛蒡子、竹叶、薄荷、白僵蚕、生甘草）。

若食积明显，舌红、苔厚腻者，加黄芩、栀子；咳嗽者，加白前、前胡；血热明显，面红烦躁，舌红、苔薄者，加生石膏10~30g；如有鼻血、口渴、便秘等热盛阴伤、出现血分症状者，加水牛角、白茅根、白薇、生地黄。

（2）外治法：河南中医药大学第二临床医学院李玮以消积颗粒灌肠，治疗小儿风热挟滞型外感发热。处方选用单味中药颗粒：大黄3g，炒牵牛子10g，炒牛蒡子10g，豆蔻3g，车前子15g，厚朴3g，栀子10g，用生理盐水100mL，将颗粒溶解。6个月至1岁每次50mL，2~3岁每次80mL，4~6岁每次100mL，7~12岁每次150mL，每日灌肠2次。该法对风热挟毒挟食积型较为合适。

按：临床发现儿童风热感冒体温会很高，但只要没有明显的咽喉红肿热痛、口吐黄痰且神志良好，就不意味着体内热毒很重，也不意味着热邪已经深入营分、血分，此时不必急忙大量使用苦寒清热乃至凉血之品。

四、夏季感冒

夏季感冒，证型复杂。因为每逢夏令，病毒细菌呈现多样性竞争性生长。夏季暑、湿二气当令，暑为阳、湿为阴，暑湿交作，乃半阴半阳互相纠缠，常生出绵诡之气。夏暑发于阳明，湿发于太阴，暑湿二气往往聚于中土脾胃，常令用脾土不安。故治夏季感冒，既要透发太阳，又要注意调理脾土之气。

（一）阴暑感冒

1. 湿犯卫表，表里不和型

主症：恶寒头痛重，身重痛，身热不扬，"中太阳"反应也明显，如见食后热象明显，胸脘痞闷不饥，口不渴，食少便溏，甚则泄泻，肢体酸重，面色淡黄，脉濡。

治则：芳香化湿，淡渗和中。

主方：藿朴夏苓汤（藿香10g，豆豉10g，杏仁10g，半夏10g，生薏苡仁15g，白蔻仁6g，川厚朴10g，茯苓12g，猪苓10g，泽泻10g，通草10g）加减。

如有明显吐泻（又名阴暑性感冒性腹泻），也可用藿香正气散加减。

如果身热不甚，怕风少汗，肢体酸重，胸闷腹胀，食少便溏，舌厚、苔腻，脉濡数者，亦可用香薷饮和藿朴夏苓汤加减（香薷10g，藿香10g，佩兰10g，豆卷15g，厚朴10g，茯苓12g，苍术10g，半夏10g，滑石12g，甘草3g）。

2.湿滞经络型

主症：畏风少汗，肢体或关节酸痛重着，固定不移，或腿膝关节肿胀，舌质淡、苔白滑或腻，脉象濡缓，可用薏苡仁汤加减（生薏苡仁30g，羌活6g，独活6g，防风10g，苍术10g，当归12g，五加皮12g，制川乌10g，防己15g，木瓜12g，甘草3g）。

（二）阳暑感冒

主症：身热、微恶风、汗少，肢体重或疼痛，头昏重涨痛，咳嗽痰黏，鼻流浊涕，心烦口渴，或口中黏腻，渴不多饮，胸闷泛恶，小便短赤，舌苔薄黄而腻，脉象濡数。

治则：芳香化湿，透表和中。

处方：张望之"感冒基本方"与新加香薷饮（香薷12g，扁豆花10g，厚朴10g，金银花12g，连翘12g）加减。

若卫表湿气重者，可加藿香、佩兰、大豆卷；暑热偏盛、舌红、苔黄者，加生石膏、黄连、青蒿、荷叶、芦根；小便短赤者，加滑石、甘草；里湿偏重者，加苍术、白蔻仁、陈皮、半夏；胸闷腹胀者，加厚朴、枳壳；恶心欲呕者，加陈皮、半夏、竹茹。

五、小儿夏季外感

小儿夏季外感，除了可用张望之"感冒基本方"加减，亦介绍以下3种方法供做参考。

（1）郑州市中医院张晓云根据古方藿朴夏苓汤加减制成中

药散剂（藿香、佩兰、荆芥、滑石、车前草、甘草、连翘、黄连、茯苓、陈皮、半夏、厚朴、山楂、麦芽共研细面，1岁以内10g，1~3岁20g，3~6岁30g，6~14岁40g，用100mL水煎沸后服，每日2次），治疗小儿暑湿感冒。

按：上方用藿香、佩兰、荆芥以透发太阳；用滑石、车前草以渗湿；用二陈汤、三仙类调和脾胃湿滞；用少量黄连、连翘以清解暑热之毒。适合儿童夏季的生理、病理特点。

（2）湖北阳新县妇幼保健院潘明提的治疗夏月小儿伤食兼外感发热证，用万氏藿香散加减（藿香、紫苏叶、厚朴、陈皮、苍术、茯苓、神曲、黄连、香附、生姜），热势高者，加葛根、生石膏；恶风明显、头痛鼻塞较剧者，加羌活、防风；咳嗽较甚者，加杏仁、前胡；腹胀吐泻、吐泻物酸馊者，加麦芽、炒山楂、炒莱菔子；兼尿赤、口渴口臭、烦躁、舌质红者，去紫苏叶、生姜、法半夏，加生石膏、竹叶、连翘、麦冬；见蒸蒸汗出、心烦不食、口渴引饮、面垢唇红、尿赤短者，去紫苏叶、生姜、法半夏，加金银花、牵牛子、射干。

（3）四川省广安市广安区中医院许启成等指出，四川盆地湿润，小儿外感发热以湿热为多，故多注重用"三仁汤"加减。

加减处方为滑石50~100g，杏仁、生薏苡仁、半夏各5~10g，豆蔻、竹叶、通草、厚朴各4~8g，麻黄3~5g，热甚者加生石膏30~50g，每日1剂，水煎取汁分服，连用2剂。发热解除，应继以益气健脾、除湿之剂扶正固本而收全功。

按：上方也可以看作麻杏苡甘汤加上生石膏，并注重调和脾胃湿滞之气，故而有效。

六、秋燥感冒

（一）凉燥感冒

主症：头痛恶寒、发热鼻塞、咽干咳嗽、痰稀无汗、舌苔薄白、脉浮。

处方：杏苏散（苏叶、杏仁、陈皮、半夏、甘草、前胡、生姜、枳壳、大枣、桔梗）加减。

（二）温燥感冒

主症：头痛身热、不恶寒、口渴咽干、咳嗽无痰或稠痰不易咳出，有汗、心烦口渴、舌尖红，苔薄黄、脉数。

治则：疏风清燥，肃肺养阴。

处方：可用张望之"感冒基本方"加减，亦可参用下法。

桑杏汤（桑叶 15g，杏仁 10g，沙参 12g，浙贝母 10g，淡豆豉 10g，栀子 10g，梨皮）或桑菊饮（桑叶 15g，菊花 12g，桔梗 6g，连翘 12g，甘草 10g，薄荷 10g，杏仁 10g，芦根 15g）加减。口渴甚者，加元参、麦冬；热势高、口渴甚者，加生石膏、知母、花粉；咽痛、痰中带血者，加茅根、黄芩、玄参、藕节；干咳少痰者，加紫菀、杏仁、枇杷叶；咽喉肿痛者，加射干、山豆根。

七、气虚感冒

主症：恶寒发热、头痛鼻塞、咳嗽痰白、倦怠无力，气短

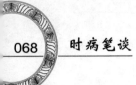

懒言，动则加重，感冒缠绵不愈，或反复发作，舌淡、苔白，脉浮无力。

治法：益气解表。

处方：参苏饮加减（太子参 15g，黄芪 12g，苏叶 12g，前胡 12g，陈皮 12g，半夏 10g，炒白芍 12g，桂枝 10g，桔梗 10g，甘草 10g。咳嗽重者加紫菀、款冬花各 15g）。易感外邪者，加玉屏风散（防风 15g，炒白术 12g，黄芪 12g）。风寒束表较重者，可以玉屏风散合人参败毒散加减。如果外感风热，可用玉屏风散合桑菊饮加减。如果太阳少阴两感，宜用麻黄附子细辛汤加减，以助阳解表。

八、阳虚感冒

主症：发热轻、恶寒重，头痛身痛，无汗或自汗，面白声微，形寒肢冷，舌淡、苔白，脉沉无力，心肌功能明显减弱。

治法：助阳解表。

处方：按参附再造丸（人参、附子、桂枝、羌活、黄芪、细辛、甘草、防风）加减。

九、血虚感冒

主症：头痛身热，畏寒无汗，面色无华，唇甲色淡，心悸头晕，舌淡、苔白，脉细或浮而无力。

治法：养血解表。

处方：葱白七味饮加减（黄芪 10g，当归 12g，葛根 12g，葱白 1 寸，熟地黄 15g，麦冬 10g，生姜 10g，大枣 6 枚，豆豉 12g。恶寒重者，加紫苏 10g，荆芥 10g，防风 15g；发热重者，可加金银花 12g，连翘 10g，鲜苇根 15g；腹胀纳差者，加陈皮 10g，麦芽 20g，鸡内金 10g，砂仁 5g）。

十、阴虚感冒

主症：头痛身热、微恶风寒、无汗或微汗，头晕心烦，口渴咽干，手足心热，干咳少痰，舌红，脉细数。

治法：滋阴解表。

处方：荆芥 10g，薄荷 10g，沙参 15g，麦冬 15g，桔梗 6g，甘草 10g，瓜蒌仁 10g，贝母 10g，玉竹 10g。发热重者，加金银花 12g，防风 10g；痰中带血者，加白茅根 12g；口渴甚者，加生石膏 30g，苇茎 30g。

十一、女子经期感冒

云南省中医中药研究所沈家骥等认为，妇女每逢月经期或行经后 3 天内，呈周期性连续 3 次均发生感冒病症者，皆可称为行经感冒，民间亦俗称"血伤风"。盖病之缘由与经血有关，注意在解表的方法中应选择如川芎、荆芥等气分而入血分之药，柴胡既能和解少阳以解表邪，又能载药入血，在方中多采用。兹介绍如下。

（一）经前感冒

主症：鼻塞、流涕、喷嚏、头痛、身困、肢体酸楚、咽痒或咽痛，咳嗽或恶寒或发热等。

治则：解表为主，调经为辅。

处方：川芎 10g，荆芥 10g，防风 10g，白芷 10g，柴胡 10g，独活 10g，薄荷 10g，甘草 10g。口渴、咽干或痒或痛者，加麦冬、桔梗、射干；口苦、发热者，加黄芩、葛根；头目刺痛者，加蒺藜、白僵蚕、菊花；咳嗽、喘息者，加麻黄根、杏仁、厚朴、葶苈子；痰多者，加天竺黄；恶心、呕吐、胃气闷胀痛者，去荆芥、防风，加藿香、豆蔻、砂仁、竹茹等。

（二）经期感冒

主症：除一般感冒症状外，或多兼风热，或表里不清，且多有月经不调等症。

治则：调经与解表同时进行。大致可针对三型：普通型、风热型、湿滞型。

普通型：川芎 10g，当归 10g，白芍 10g，桂枝 10g，柴胡 10g，荆芥 10g，防风 10g，白芷 10g，甘草 10g。加减法参照经前感冒。

风热型：症多见头目刺痛，多泪，咽干或咽痛，口渴心烦，甚则鼻血等，治宜调经解表，清散风热。处方：川芎 10g，白蒺藜 10g，桑叶 10g，菊花 10g，薄荷 10g，葛根 10g，僵蚕 10g，射干 10g，牡丹皮 10g，栀子 10g，桔梗 10g，甘草 10g。

湿滞型：症多见脘腹胀闷或疼痛，恶心、呕吐、大便溏稀，治宜和中化浊消滞，调经解表。处方：藿香 10g，紫苏叶 10g，白芷 10g，厚朴 10g，半夏 10g，苍术 10g，郁金 10g，川楝子

10g，川芎 10g，砂仁 10g，甘草 10g。食滞者，加鸡内金、谷麦芽；小便短赤者，加茯苓。

（三）经后感冒

主症：每次经行后 3 天内发生感冒。症状多与经前感冒大致一样。而倦怠乏力或心烦，时发烘热或汗出为突出表现。

治则：调和营卫，扶正解表。

处方：黄芪 15g，当归 10g，川芎 10g，白芍 15g，桂枝 10g，荆芥 10g，防风 10g，柴胡 10g，葛根 10g，白芷 10g，炙甘草 10g，生姜 10g，大枣 15g。

咽干、口苦、烦渴者，去桂枝、生姜、大枣，加黄芩、花粉、竹茹；纳差者，加鸡内金、谷麦芽；脘腹闷胀者，加藿香、厚朴、砂仁等。

以上一旦获效，宜取玉屏风散汤，或补中益气汤加川芎、荆芥、防风，以善其后。

十二、妊娠感冒

孕妇如患普通时令感冒，有可能对胎儿的生长发育产生一定的影响，甚至有可能造成胎儿先天性畸形，如胎儿小头颅、无脑、脑积水、先天性耳聋和智能障碍等。曾有人报道，妊娠 1 个月内病毒的致畸率为 50%，2 个月为 25%，3 个月为 17%，3 个月以后则大大降低。因此认为，感冒对妊娠 3 个月以内的胎儿有较高的致畸率，应给予特别注意。

妊娠合并流行性感冒（似中医之温病）如无并发症，一般预后良好。有学者认为流感病毒并无致畸作用，但重症者可导致流产、早产和死胎。

中医对妊娠感冒的态度很明确，如《内经》"有故无殒，亦无殒也"，是提示妇人在妊娠期间，有病则当治疗其病，这样对孕妇和胎儿均有益处。治疗得当不会产生不良的影响，相反，若有病不医，反而对孕妇和胎儿都会产生不良的后果。

这里介绍几种张望之先生治疗妊娠感冒的方法。

主症：妊娠期间，目痛昏花如旋，伴有恶风憎寒，发热或壮热，项背拘急，头痛，心胸烦闷，脉浮数等。

病因病理：妊娠期间，不避寒凉，露背当风，导致风邪外袭，侵犯太阳。太阳经循挟脊，入头目，主体表，为一身之藩篱。风中太阳，遏阻营卫，故头目昏痛，恶风发热，项背拘急。风邪入里化热，灼阴成痰，阻遏肺胃之气，则心胸烦闷。脉浮数系外感化热之象。

治则：解表清热兼固胎。

方药：桑菊饮加减。桑叶 30g，菊花 30g，麦冬 30g，忍冬藤 30g，生石膏 18g，白术 15g，防风 10g，竹叶 10g，黄芩 10g，甘草 3g。

方解：桑菊、生石膏祛风解表清头目；防风解表除风邪；忍冬藤通经络解脊背之风邪；竹叶清心火；黄芩清诸热；佐麦冬以养阴，白术、甘草健中气以固胎。

加减：口渴甚者，加大麦冬用量；便干者，加田大云，仍无效者再加大黄；自汗者，加青蒿；素体虚者，加党参；作呕者，加枇杷叶（去毛）、砂仁。

按：以上摘自《眼科探骊》（张望之著）一书，治疗风热妊娠，甚效如神。

病例：张某，女，25岁，居住澳大利亚。

2012年11月，从澳大利亚来电，说明自己怀孕2个月，近日发热头痛，嗓子疼痛明显，无汗，心烦，口渴，在居处就诊，然澳大利亚的医生说不好诊治，只好求助中国国内中医。我即按照张望之先生方法给她开一处方：桑叶20g，菊花15g，生石膏18g，麦冬20g，白术10g，黄芩12g，甘草6g，金银花10g，防风6g。2剂，水煎服，用上方病情痊愈，后顺产一男婴。

两年之后，该女士又怀孕，又如上次一样感冒。我照方开药，后该女士顺产一婴。

风寒型妊娠感冒：广州医学院第一附属医院张志敏等辨证治疗风寒型妊娠感冒，处方用麻桂各半汤加减（麻黄、杏仁、桂枝、白芍、生姜、大枣、甘草），舌苔厚腻、胃纳少者加炒白术、紫苏梗、薏苡仁。对风寒挟热证，治以表里双解，疏风散寒，方用苏芩二陈汤（紫苏梗、黄芩、白术、半夏、麦冬、陈皮、砂仁、炙甘草、生姜、大枣），咽痛甚者，加桔梗、胖大海；大便秘结者，可加枳壳、大黄（后下）。半表半里证，治以和解少阳，方以小柴湖汤加减［柴胡、太子参、法半夏、炒黄芩、陈皮、砂仁（后下）、炙甘草、生姜、大枣］，胎动不安者加炒白术、紫苏梗。气虚证，多有短气乏力，多汗易虚，腰膝酸软，伴胎漏，胎动不安，舌淡、苔白，脉细弱微滑。治以补气安胎为主，佐以疏风解表，方用当归四物汤加减（黄芪、当归、白术、杜仲、桂枝、紫苏梗、细辛、防风、炙甘草、生姜、大枣），伴少腹隐痛、阴道有少许出血者，可加仙鹤草、炒续断、苎麻根。

十三、寒包热型感冒（又可称横贯型感冒）

寒包热型感冒，是一种特殊类型的时令感冒。

症见：发热恶寒，恶寒明显，头项强痛，周身酸痛，无汗口干，鼻塞身重。且又出现明显的咽喉红肿，热痛，咳嗽气急，痰黏发黄，尿赤便秘，舌苔白黄，脉浮数。

以上可以看出：全身（大太阳）一派风寒束表之象，而肺经、口咽、胃肠（上太阳及中、下太阳）又是一派火热挟毒之象。

这种"寒包热"的证候，从"病"来看，属于现代医学的"上呼吸道感染""急性咽喉炎""急性气管炎"，或为病毒性感染，或为病毒与细菌共同感染。现代医学的普通感冒和流行性感冒也会有此症状。

如果从"证"上看，它既为太阳风寒表证，又有阳明少阳的化热里证；既属于《伤寒论》的合病，又与温病的卫分营分证有类似，但同时它又不是典型的急性传染病。所以，不能简单地看成是单纯的时令感冒，也不能看成是单纯的温病，而是属于时令感冒与温病之间的一种过渡性的病证。所以我们又称其为"横贯型感冒"，是一种横贯于中医的时令感冒与温病之间，横贯于西医的普通感冒、急性流行性感冒、急性咽喉扁桃体炎之间的特殊类型的感冒。

对于这种寒邪外闭于太阳，内火煎灼于肺胃心经的病型，处方用药，多在辛温宣散之品中加入清热解毒、苦寒滋阴之药。

处方：张望之"感冒基本方"与清代萧霆的"表里解毒汤"加减：麻黄 10g，防风 15g，荆芥 15g，薄荷 15g，桔梗 10g，川芎 10g，黄芩 15g，栀子 15g，连翘 15g，生石膏 24g，槟榔 10g，甘草 6g，玄参 18g。

十四、中寒格阳型（热包寒）感冒

有人体格强健，自恃脏腑肌肉壮实，喜夏卧凉席，夜吹风扇，或长期在空调冷气环境中工作，且恣食生冷，导致寒邪积累于中土脾胃。平时可能抑制未发，却逐渐发生体内阳气被逼于外，形成外热内寒之势，会表现突然高热、恶心、呕吐、头痛等症。这种称为"中寒格阳"，俗称"热包寒"。北京中医药大学程士德教授用良附丸、附子理中丸为基础方加减，每多奏效。

现代医学认为，对于单纯感冒来说，一般体温 38.5℃是一个界限。如果体温在这个值以下，没有咳吐浓痰、嗓子肿痛，仅仅是打喷嚏，流鼻涕就属于轻症，不用吃药，只要喝水，休息 7 天即可。有些孩子体温达到 39℃，但是精神很好，食欲正常，大小便正常，也不必急忙过度治疗，更不能随便使用抗生素。以上西医观点值得高度重视。

中医因为有更丰富的方法，另当别论了。

热毒：一般中医说"六气化火"则为毒。其表现症状多见：局部红、肿、热、痛，谵语，惊风抽搐，吐黄脓痰，头痛如劈，呕吐心烦，黄疸，泻痢赤白，吐血，各种疮疡，皮肤发斑，舌红、苔黄或苔如积粉，大便秘结，小便赤痛，脉数等。

从临床上看，中药的清热解毒之品，加上苦寒之品，如连翘、黄芩、黄连，有点类似西药的抗生素或激素的效应。如何使用这类中药，中医学有大量的经验理论，弥足珍贵。

第二节　伤感杂症

普通感冒与温病可以互相转化。太阳感冒失治、误治，可以形成各种内科、外科、妇科、儿科、五官科方面的杂症，如肾小球肾炎、副鼻窦炎、中耳炎、急性支气管炎、急性扁桃体炎、咽炎、咽喉炎；尚可以诱发心肌炎、胸膜炎、肝病；妊娠1个月的患者，有引起畸胎的可能。以上可统称为"伤感杂症"，感冒看似小病，实乃"百病之源"。医生不但要面对感冒的挑战，更要准备随时处理各种感冒的"坏症""后遗症"——"伤感杂症"。

兹将部分伤感杂症介绍如下。

一、水肿肾炎

水肿肾炎主要指急性肾小球肾炎。类似于中医之"风水""水气""肾风"。临床表现以水肿为主。常见颜面水肿，渐及全身，多与外感六淫中的风邪挟者有关。现代医学认为多与链球菌及葡萄球菌病毒等感染相关，形成免疫反应而致病。

水肿肾炎主要有以下 4 型。

（一）风寒肾风

主症：恶寒发热，且恶寒较重，无汗腰痛，关节酸楚，咳嗽气短，皮色光泽，舌淡、苔薄白，脉浮紧或沉紧或沉细。

治法：疏风散寒，宣肺行水。

处方：麻黄汤合五苓散加减（或合五皮饮加减）。

药用：生麻黄 10g，桂枝 3g，杏仁 10g，白术 12g，茯苓 30g，泽泻 15g，猪苓 15g，生姜 3 片，甘草 6g，土茯苓 50g。

若咳嗽较重者，加葶苈子、白芥子；若汗出恶风，卫阳已虚者，可改用防己黄芪汤加减。

（二）风热肾风

症见：发热而不恶寒，或热重寒轻，头涨痛，面红、水肿，口鼻气热，咽赤肿痛，咳嗽、鼻塞、流浊涕，关节酸痛，腰痛，尿少而赤，舌红、苔薄黄，脉多沉数或浮数。

治法：散风清热，宣肺行水。

处方：越婢五皮饮（或越婢加术汤）加减。

药用：生麻黄 5g，生石膏 30g，白术 12g，大腹皮 10g，桑白皮 10g，生姜 3 片，甘草 6g，牛膝 10g，车前子 10g。

若水肿明显者，酌加浮萍、泽泻、茯苓；咽喉肿痛者，加连翘、板蓝根、桔梗；血尿者，加白茅根、大蓟、小蓟；咳嗽甚者，加前胡、杏仁；如若汗出恶风、卫阳已虚者，可改用防己黄芪汤；若尿频尿急尿痛者，可加萹蓄、瞿麦、竹叶、生地黄等；血压偏高者，加钩藤、浮萍、羌活。

（三）湿热挟毒肾风

症见：头痛而重，如裹如蒙，腰酸重，关节沉酸而软，胸闷，口中黏腻，身热不畅，午后尤甚，心烦、口渴不欲饮，尿短涩而黄，颜面及全身肿甚，大便黏而臭，舌红，苔黄厚腻，脉多沉濡或缓滑。

治法：清热解毒，利湿消肿。

处方：麻黄连翘赤小豆汤合五味消毒饮加减。

药用：麻黄 6g，连翘 12g，赤小豆 30g，桑白皮 10g，杏仁 10g，金银花 15g，野菊花 15g，蒲公英 15g，地丁 15g，土茯苓 30g，甘草 6g，生姜皮 6g，大枣 3 枚。

（四）寒湿肾风

症见：头痛眩晕，颜面水肿，面色苍白而暗，关节酸紧而沉，畏寒肢冷，胸闷不饥，口中淡腻，尿少色白，时有腹痛，大便多溏，舌淡红，苔薄白而腻，脉多沉迟而濡。

治法：通阳化湿。

处方：五皮饮、五苓散加附子类。

药用：生姜皮、桑白皮、陈皮、大腹皮、茯苓皮各 15g，猪苓 15g、泽泻 15g、白术 10g、桂枝 6g、甘草 6g、附子 6g、土茯苓 30g。

若上半身肿甚者，可加麻黄、杏仁、葶苈子；若下半身肿甚者，可加川椒目、防己。

二、风湿热

风湿热亦属中医之"风湿热痹"范畴。多因风寒湿邪入络，瘀滞化热引起。现代医学认为是甲组乙型溶血性链球菌感染后发生的一种反复发作的全身性结缔组织炎症性疾病，留下的心脏损害称慢性风湿性心脏病。

其病急性期有发热、关节炎、心肌炎、皮下小结、环行红斑、舞蹈病等。儿童、青少年多发。分型证治如下。

（一）湿热痹证

症见：发热汗出，关节红肿热痛，或呈游走性疼痛，口渴欲饮，纳呆腹胀，小便黄赤，大便秘结，舌红、苔黄厚腻，脉数。

治法：清热解毒，祛湿通痹。

处方：白虎加桂枝汤合银翘散加减。

药用：生石膏 30g，知母 15g，桂枝 5g，牛蒡子 12g，薄荷 12g，桑枝 15g，金银花 15g，连翘 15g，秦艽 15g，甘草 10g。

若"中太阳"（脾胃）反应较明显，纳呆腹胀等，则可用中焦宣痹汤加减（防己 15g，连翘 15g，生薏苡仁 20g，半夏 15g，杏仁 18g，栀子 12g，滑石 15g，赤小豆 15g，蚕砂 15g，黄柏 10g）。若见皮肤发斑，合犀角地黄汤。

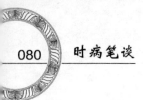

（二）寒湿痹证

症见：关节疼痛不红肿，遇寒加剧，得温而减，畏寒气短乏力，心悸，怔忡，苔薄白，脉沉细或细数。

治法：散寒除湿，养血祛风。

处方：蠲痹汤合独活寄生汤加减（羌活 12g，独活 12g，防风 15g，当归 15g，桂枝 10g，秦艽 12g，川芎 15g，海风藤 15g，鸡血藤 15g，桑枝 20g，牛膝 15g，细辛 3g）。

（三）心气不足

症见：心悸气短，劳累后加重，神疲乏力、低热、胸闷憋气，或有心前区疼痛，舌苔薄，舌淡或紫黯有瘀点、瘀斑，脉沉细无力。

治法：养心益气。

处方：安神定志汤加减（太子参 15g，黄芪 15g，当归 12g，丹参 20g，郁金 12g，远志 10g，石菖蒲 12g，生地黄 12g，甘草 6g）。

（四）心脾阳虚

症见：心悸怔忡，动则气短，甚者不能平卧，面色无华，水肿尿少，手足不温，或有咳喘，舌苔薄。

治法：温补脾肾，化气利水。

处方：真武汤合金匮肾气丸加减（桂枝 10g，制附子 6g，白芍 12g，白术 12g，甘草 6g，车前草 15g，泽泻 12g，熟地 12g，山药 12g，牡丹皮 10g）。

（五）气阴两虚

症见：发热后期低热，面潮红，乏力自汗或盗汗，心悸气短，声低懒言，口干舌燥，舌苔薄，脉沉细。

治法：益气养阴。

处方：生脉饮合清燥救肺汤加减（人参 6g，沙参 15g，五味子 6g，麦冬 20g，杏仁 10g，桑叶 12g，枇杷叶 6g，甘草 6g，生地黄 12g，牡丹皮 12g）。

对于风湿热的治疗，注意：凡外邪未解者，加荆芥、防风、苏叶、桑叶；热势盛者，加生石膏、黄芩、黄连、板蓝根；血瘀明显者，加桃仁、红花。另外，地黄有一定的抵消西药激素制剂的作用，可以随时考虑使用。

三、鼻窦炎

典型的急性鼻窦炎是指发生在鼻窦黏膜的急性化脓性炎症，致病菌以化脓性球菌多见，属中医之"鼻渊"。多为时令外感病的并发症、后遗症，本病又可以导致眼眶内炎症、颅脑内炎症，呼吸道、胃肠、耳部等身体各部严重热毒反应。分型证治如下。

（一）外感风寒

主症：初起鼻流清涕，数日后涕渐脓浊，鼻寒，头涨痛，嗅觉减退，或兼有恶寒发热，食欲减退，舌苔薄白，脉浮紧。

治则：疏风散寒，宣肺通窍。

参考用药：辛夷 12g，细辛 3g，藁本 12g，防风 12g，白芷 12g，川芎 12g，羌活 12g，木通 10g，升麻 10g，甘草 3g，连翘 10g，苍耳子 6g。

（二）肺经风热

主症：鼻涕色黄或黏白量多，间歇性持续性鼻塞。鼻甲肌膜红肿，鼻道可见积脓，鼻窦表面区域叩压痛。伴发热恶寒头痛或咳嗽痰多，咽痛口渴，苔薄白或薄黄，脉浮数或滑数。

治则：疏风清热，宣肺通窍。

处方：苍耳子散加减（白芷 15g，薄荷 15g，辛夷花 15g，苍耳子 8g，黄芩 12g，连翘 12g，葛根 12g，菊花 12g）。

肺热较盛者，加生石膏 20g，知母 12g，鱼腥草 15g，桑白皮 10g；鼻涕黄浊量多者，加冬瓜仁、瓜蒌仁、鱼腥草各 20g，皂角刺 10g，蒲公英 15g；头痛者，酌加川芎 10g，蔓荆子 10g，藁本 10g。

（三）胆腑郁热

主症：鼻涕黄浊黏稠似脓，甚或鼻涕黄绿，量多有臭味。鼻塞，鼻内肌膜红赤肿胀。头痛剧烈，鼻窦表面区域扣压痛明显。全身伴有发热，口苦，口干，头晕目眩，耳鸣耳聋，心烦易怒，寐少梦多，舌红、苔黄，脉浮滑数。

治则：清泻胆热，利湿通窍。

处方：龙胆泻肝汤加减。

耳鸣耳聋者，加川芎 6g，蝉蜕 10g；便秘者，加大黄 10g，元明粉 10g；鼻涕量极多者，加茵陈 15g，皂刺 6g，黄连 10g；气虚者，加党参、白术。

（四）脾胃湿热

主症：鼻涕黄浊而量多，涕带臭味，鼻塞较甚而持续，嗅觉失灵，鼻窦肌膜红肿，鼻道内积留大量黄脓涕，全身见头痛如裹，困倦乏力，脘腹胀满，纳呆便溏，小便黄赤，舌质红、苔黄腻，脉滑数或濡。

治则：清热利湿，化浊通窍。

处方：黄芩滑石粉或甘露消毒丹加减。

热重者，加黄连、大黄各 10g，生石膏 15g；湿热较盛、身痛胸闷、舌苔白腻者，可选用三仁汤加石菖蒲 12g。

外治法：可以选解毒消肿除湿的中药膏如老鹳草软膏适量，涂抹于鼻腔之中。

四、中耳炎

急性化脓性中耳炎是化脓性病菌侵入中耳黏膜鼓室而致的，以鼓膜穿孔、耳内流脓为主要表现的疾病。中医称之为"耳疳""聤耳""脓耳"。

本病多发于冬末春初，儿童多见，常因急性上呼吸道感染，急性传染病失治而形成。

治疗不当或病情严重者，可转化成慢性化脓性中耳炎，甚至发生颅内外并发症。

临床一般特点：鼓膜穿孔前，可有恶寒、发热、怠倦、食欲减退等明显全身（大太阳）症状，小儿的全身症状较成人为重，可有高热、惊厥，常伴呕吐、腹泻等消化道症状。早期局部症状主要为耳深部剧痛，耳鸣及听力减退；鼓膜穿孔后发生耳漏，全身症状，耳痛、耳鸣及听力减退诸症随之减轻。

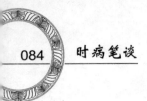

分型证治如下。

（一）风热外袭，湿阻耳窍

主症：有感冒或污水入耳史，恶风发热、头痛、鼻塞，继之出现耳痛，耳内胀闷闭塞，听力下降，如为婴幼儿则夜间哭闹不安，甚则呕吐，高热惊厥，苔薄黄，脉数。

治则：疏风清热，利湿通窍。

处方：银翘散加减。

高热者，加生石膏 20g，知母 10g；婴幼儿抽搐者，加服安宫牛黄丸 1 丸；耳内疼痛剧烈、有成脓趋势者，加穿山甲 8g，皂刺 10g，黄芪 12g；耳内胀闷者，加苍耳子 10g，石菖蒲 10g，通草 10g。

（二）肝胆湿热，壅塞清窍

主症：耳内胀痛，成脓时为跳痛或刺痛，听力下降，耳内流出黄脓，耳痛、头痛，发热减轻，面红目赤，便结溲黄，苔黄腻，脉弦数。

治则：清肝利胆，化湿通窍。

处方：龙胆泻肝汤加减。

黄脓多者，加薏苡仁 12g，冬瓜仁 12g，白芷 12g，黄芪 10g；高烧不退者，加生石膏 30g；便干者，加大黄 10g，元明粉 10g。

五、急性气管–支气管炎

急性气管 – 支气管炎是病毒或细菌感染，以及物理、化学性刺激或过敏反应等对气管－支气管黏膜造成的急性炎症。主要临床表现是咳嗽、咳痰、喉痒、胸闷等，属于中医"感冒""咳嗽"或"伤寒坏症"等病范畴。

兹分型证治如下。

（一）风寒表实

主症：恶寒重，发热轻，无汗，咳嗽，声音粗重，咳清稀白痰，鼻塞流涕，头痛，身痛，周身酸困等。口中欲热饮，苔薄白，脉浮紧。

治则：宣肺散寒，降气化痰。

处方：三拗汤合止嗽散加减（麻黄10g，杏仁12g，荆芥12g，百部12g，紫菀15g，白前12g，甘草10g，桔梗10g，陈皮12g）。

若痰白清稀者，加半夏、苏子、蒌壳各12g；身痛、关节痛明显者，加川芎、羌活各12g。

（二）风热犯肺

主症：发热重，恶寒轻，有汗，咳嗽，咳黄痰或黏痰，鼻塞流浊涕，咽痛、头痛、小便黄，大便干，苔薄黄白，脉浮数。

治则：辛凉解表，清热宣肺。

处方：银翘散合桑菊饮加减（菊花12g，桑叶12g，金银花12g，连翘12g，杏仁12g，桔梗12g，紫菀18g，薄荷10g，射干10g，玄参15g，甘草10g）。

发热重、热毒明显者，加板蓝根15g，蒲公英15g；痰黄稠、难咳出者，加黄芩15g，知母15g，全瓜蒌15g；口渴甚，汗出心烦者，加生石膏 20g，知母 15g；咽喉肿痛者，加牛蒡子、马勃各 12g，蝉蜕 10g。婴幼儿有些证型，有转成肺炎可能，万望注意。

（三）风寒表虚

主症：发热，自汗出，恶风，口中和、咳嗽、吐白稀痰，鼻塞流清涕，苔薄白，脉浮缓。

治则：调和营卫，固表宣肺。

处方：桂枝加厚朴杏子汤（桂枝 12g，白芍 12g，厚朴 12g，杏仁 12g，生姜 3 片，大枣 3 枚，甘草 10g）。

若汗出多，恶风甚者，加黄芪 15g，防风 12g；肢冷畏寒明显者，加制附子（先煎）10g。

（四）外寒里热

主症：发热，恶寒，无汗，头痛，身痛，鼻塞，咽痛，咳嗽气喘，咳痰黏稠或黄白相兼，口干思饮，舌尖红，舌苔薄白或薄黄，脉浮数。

治则：解表清里，宣肺化痰。

处方：大青龙汤加减（麻黄 12g，桂枝 12g，杏仁 12g，桔梗 12g，前胡 12g，生石膏 15g，黄芩 15g，甘草 10g）。

外寒较甚，恶寒、骨节疼痛者，加荆芥 12g，防风 12g，羌活 12g；里热较甚，咽喉肿痛者，加牛蒡子 12g，射干 12g。

（五）风燥犯肺

凉燥明显，症见发热头痛，恶寒无汗，唇燥，咽干，鼻塞、喉痒，咳痰难出，胸闷不畅，苔白而少味，脉浮滑。治以杏苏散加减，挟热者加黄芩、知母。

温燥明显，症见发热恶寒，头痛，干咳，痰黏稠，咳痰困难，鼻咽干燥，咽痛，口渴喜冷饮，咳甚则胸闷而痛，或痰中带血，舌红、苔白而燥，脉浮数。治以桑杏汤合清肺饮加减（桑叶、桑白皮、杏仁、沙参、浙贝母、麦冬、前胡、紫菀、僵蚕各 12g，蝉蜕 10g，甘草 10g）。

热盛咽痛者，可酌加黄芩 12g，栀子 12g，玄参 15g，花粉 12g，桔梗 10g。

（六）邪恋正虚，少阳郁滞

主症：寒热往来，口苦咽干，咽痛，胸闷，纳差，咳嗽、咳痰白或黄白相兼，舌苔白或微黄，脉弦细或带数。

治则：宣肃并用，扶正达邪。

处方：止嗽散合小柴胡汤加减（柴胡 12g，黄芩 15g，半夏 12g，党参 15g，荆芥 10g，紫菀 18g，白前 12g，枳壳 10g，甘草 10g）。

痰多色白易咳者，加陈皮、茯苓各 12g；喉痒者，加蝉蜕、杏仁各 10g；久咳不止、痰量不多者，加百部、冬花各 12g。

本病贵在预防。凡平素气虚恶风多汗易感冒者，可常服玉屏风散。

六、急性扁桃体炎

本病是指发生于腭扁桃体为主的急性炎症。其中一种急性卡他性扁桃体炎，一般认为是由病毒引起。病变较轻，炎症仅侵及扁桃体黏膜及浅表组织。而另一种急性化脓性扁桃体炎，是由细菌感染引起，全身与局部反应均较重。

本病属于中医"喉蛾胀""蛾风"，多见于10~30岁的少年或青年。春秋两季发病率高，有传染性。

本病易引起局部及全身多种症患，如颈淋巴结炎、扁桃体周围脓肿、急性中耳炎、鼻炎、喉炎、支气管炎、肺炎、急性风湿热、心肌炎、关节炎、急性肾炎、膀胱炎、尿道炎、急性腹膜炎、阑尾炎、胆囊炎、骨髓炎、丹毒等。

分型证治如下。

（一）风热挟毒，上攻咽喉

主症：咽痛开始于一侧，随即两侧明显疼痛，逐渐加剧，吞咽尤甚，干燥灼热，咽部红肿，扁桃体肿大如蚕蛾状，并见发热、恶寒、头痛、鼻塞、体倦怠，咳嗽有痰，骨节疼痛等表证，舌边尖红，苔薄白或微黄，脉浮数。类似"寒包热"证。

治则：疏风清热，消肿利咽。

处方：疏风清热汤合银翘散加减（荆芥12g，防风12g，牛蒡子12g，金银花12g，连翘12g，黄芩12g，赤芍12g，玄参15g，浙贝母12g，花粉12g，桑白皮12g，桔梗12g，甘草6g）。

咽痛明显者，加山豆根10g，蒲公英10g，板蓝根10g，白僵蚕10g。

（二）邪热传里，肺胃热盛

主症：咽喉疼痛剧烈，咽痛连及耳根及项下，吞咽困难，并有咽喉堵塞感，咳嗽，咳痰稠黄，高热，渴饮，口臭，腹胀，大便秘结，小便黄，舌质红赤，苔质厚，脉浮数，扁桃体红肿较甚，表面有红白脓点，或连成伪膜，易拭去，去后不易出血，甚者咽部红肿，颌下淋巴肿痛，压痛明显。

治则：泻热解毒，利咽消肿。

处方：清咽利膈汤加减〔生石膏 30g，栀子 12g，黄芩 12g，连翘 12g，金银花 12g，黄连 10g，山豆根 10g，甘草 6g，薄荷 12g，牛蒡子 12g，玄参 15g，生大黄 6g，玄明粉（冲服）6g〕。颌下淋巴结肿痛者，加射干、瓜蒌、浙贝母；高热者，再加大青叶 12g、天竺黄 10g。

七、咽炎

本病是咽黏膜和黏膜下组织及淋巴组织的急性炎症。病变常波及整个咽腔。或仅局限于鼻咽、口咽、喉咽的一部分。中医称"风热喉痹""风毒喉痹"。

咽炎向下蔓延，一旦波及喉部，会渐有声音嘶哑，乃至失音出现，中医称"急喉喑""暴喑"。

各种病毒和细菌均可引起本病。

分型证治论述如下。

（一）邪热在表，肺经风热

主症：咽部干燥、灼热、粗糙、微痛，吞咽不利，咽部微红微肿，喉部红肿，或有颗粒突起，发热恶寒，咳嗽痰多，头痛体倦，舌红、苔薄白或微黄，脉浮数。

治则：疏风清热，解毒利咽。

处方：疏风清热汤加减（荆芥 12g，薄荷 12g，金银花 12g，连翘 12g，牛蒡子 12g，桔梗 12g，玄参 15g，川贝母 10g，天花粉 12g，前胡 12g，款冬花 12g，僵蚕 12g，生甘草 6g，芦根 15g）。

声音嘶哑者，加蝉蜕 10g、胖大海 10g。

（二）邪热传里，肺胃热盛

主症：咽喉疼痛逐渐加剧，痛及耳颈部，重者转头困难，吞咽困难，咽部色红肿胀呈深红色，喉部颗粒红肿突起，颌下有杏核，压痛明显，恶寒随之消失，发热显著，痰黄黏稠，言语艰涩或音哑，口干，大便秘结，小便黄，舌红、苔黄，脉浮数。

治则：泻热解毒，利咽消肿。

处方：清咽利膈汤加减〔荆芥、防风、薄荷、金银花、牛蒡子、栀子、黄芩、连翘各 12g，黄连 6g，桔梗 10g，玄参 15g，甘草 6g，玄明粉（冲服）9g〕。

咽部红肿疼痛加重者，加生石膏、知母、淡竹叶各 12g，可兼服六神丸。

八、少阳肝胆病

本病主要指《伤寒论》中的少阳病，同时也包括波及肝胆的病证。大致属于中医的"黄疸""胁痛""湿温""郁证"。《伤寒论》在少阳篇中明确说："少阳之为病，口苦、咽干、目眩也""伤寒五六日，中风，往来寒热，胸胁苦满，默默不欲饮食，心烦喜呕，或胸中烦而不呕，或渴，或腹中痛，或胁下痞鞭，或心下悸、小便不利，或不渴、身有微热……""不能食，而胁下满痛，面目及身黄"。

以上诸证，其实涉及现代医学急性肝炎、急性胆囊炎、胆管炎、胆石症等。《伤寒论》针对性地提出各种治疗原则和方药，至今仍是指导临床的圣方。

兹谨简述几种证型治法。

（一）湿热阳黄

湿热阳黄见于急性黄疸性肝炎。乃湿热之邪攻入"中太阳"，伤及肝胆所致。

以上，凡是热重于湿，症见身目俱黄，色鲜如橘，口苦干，恶心厌油，不思饮食，上腹胀满，大便秘结或干，尿黄赤，舌红苔黄腻。脉弦大者，以茵陈蒿汤加减（茵陈、栀子、大黄、败酱草、蒲公英、黄柏）。

凡是湿重于热，症见面目周身俱黄，其色较鲜明，口黏或淡，恶心纳呆，胸气痞满，疲乏无力，便溏或黏滞不爽，舌淡苔润、脉弦滑。以茵陈五苓散加减（茵陈、白术、桂枝、猪苓、泽泻、丹参、半夏、泽兰），胁痛明显者加柴胡、川楝子。

（二）寒湿阴黄

寒湿阴黄多见于慢性肝炎、瘀胆型肝炎，也偶见于急性肝炎。症见身目黄，其色晦暗，呕逆纳少，脘闷腹胀，畏寒肢冷，身体困倦，大便稀溏，舌淡、苔白腻或白滑。方以茵陈术附汤加减（茵陈、附子、白术、干姜、甘草、丹参）。

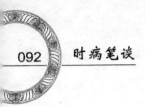

（三）热毒内陷（"急黄"）

热毒内陷多见于重症肝炎，症见起病急骤，突现黄疸，心烦口渴，脘腹胀满，极度乏力，口有肝臭味，小便黄赤，大便秘结，或伴高热，病情迅速恶化，神昏谵语，衄血，舌红、苔黄腻干燥，脉弦数或弦大。治以犀角地黄汤合黄连解毒汤加减（水牛角 30~60g，黄连、黄芩、黄柏、栀子、生地黄、赤芍、牡丹皮、玄参、茵陈、大黄）。

（四）肝胆火盛胆石证

肝胆火盛胆石证者，症见上腹绞痛，掣引右肩背，寒战高热，恶心，呕吐苦水，身目发黄，烦躁不安，口干欲饮，大便秘结，小便黄，舌红、苔黄腻，脉弦数。

治则：清热解毒，疏肝利胆。

处方：大柴胡汤合胆道排石汤加减（柴胡 15g，半夏 12g，枳实 15g，白芍 15g，茵陈 20g，大黄 10g，郁金 15g，栀子 12g，黄芩 12g，木香 10g，金钱草 30g，龙胆草 10g）。

黄疸甚者，加虎枝 12g；疼痛甚者，加延胡索 10g、川楝子 10g、青皮 10g、佛手 12g；恶心呕吐者，加竹茹 10g、苏叶 10g、枇杷叶 12g；发热甚者，加金银花 15g、蒲公英 20g、鱼腥草 20g。

九、荨麻疹

这是一种临床常见的皮肤黏膜过敏性疾病。病因有细菌、病毒、真菌感染，有外界寒热气候物理刺激，或进食辛香虾蟹、牛奶等，或因情志不畅等。

临床表现为大小不等的局限性水肿性风团，迅速发生与消退，退后不留痕迹，伴有剧痒。严重者可伴有发热，如胃肠受累可伴有腹痛、呕吐、腹泻等症状。

分型证治简述如下。

（一）风寒外束

主症：风团呈淡红色或白色，风吹遇冷后发作，避风保暖后减轻，微恶风寒，舌质正常、苔薄白，脉浮紧。

治则：疏风散寒，调营止痒。

处方：桂枝汤加减（桂枝 10g，白芍 12g，生姜 3 片，大枣 10g，甘草 3g，荆芥 10g，地肤子 10g，防风 6g）。

（二）风热相搏

主症：风团瘙痒，呈红色，融合成片，扪之灼热，心烦口渴，舌红、苔黄，脉浮数。

治则：疏风清热止痒。

处方：银翘散加减（荆芥 10g，薄荷 10g，淡豆豉 10g，金银花 10g，连翘 10g，牛蒡子 10g，桔梗 6g，竹叶 6g，生地黄 15g，玄参 12g，大青叶 10g，甘草 6g）。

风团较多者，加赤芍 12g、牡丹皮 10g；风团瘙痒明显者，加蝉蜕 10g、僵蚕 12g、地肤子 15g。

（三）胃肠湿热

主症：风团色泽鲜红，多伴腹痛，有不当饮食经历，舌红、苔黄腻，脉数或濡数。

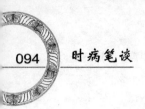

治则：表里双解，清热利湿。

处方：四妙散加减（苍术 12g，黄柏 10g，防风 12g，荆芥 10g，薏苡仁 15g，白鲜皮 15g，紫荆皮 15g）。

胃脘痞满、口中黏涎者，加藿香 12g、佩兰 10g、白豆蔻 10g；腹痛、大便溏垢不爽、苔黄腻者，加川厚朴 10g、黄连 10g、神曲 20g。

本证还有热毒入营型、卫外不固型、气血亏虚型、冲任不调型、阴虚热型等，均依专科方法治之即可。

第二章 温 病

温病大多具有传染性、流行性、季节性、地域性。临床表现为起病急，传变快，易出现化燥伤阴、内陷生变的险恶证候。

普通时令病的病情发展路线，一般是寒热虚实互见，三阳经多表多热多实，三阴经多里多寒多虚。

如果内外时气一旦发生"一级突变"，多引起温病；如果发生"二级突变"，多引起瘟疫（仍归于温病）。而温病病情的发展路线是"六经化热""六经皆火"。

温病之中的"四时温病"，即风温、春温、暑温、湿温、秋燥，临床常按卫、气、营、血辨证论治。

温病之中的"瘟疫"，多指温病当中特别凶险、病死率高的烈性传染病，临床常按三焦辨证论治。

而前章叙述的普通时令病，多按六经辨证论治。

其实，各种辨证论治的方法，应该"兼容"性使用，且以六经辨证为基础。另外，还要合理运用"截断"理念。

所谓"兼容"，首先是这样理解：

如果以六经辨证为基准，比较"卫、气、营、血"，则温病的卫分，大致相当于六经中的太阳，并抵近阳明。故可以说：温病初起，首犯太阳，抵近阳明。

如果以六经辨证去比较"三焦辨证"，则无论上焦、中焦、下焦，在初发期的发病状态，都类似六经的"表里合邪""两经合病、并病"的状况。故可以说：疫病初起，表里合邪，寒包火毒，募原（膜原）阳明。

具体一点说，如果把疾病视为靶标、猎物，那么普通时令感冒的移动速度比较慢一些，所以用六经"六分法"更适宜。对该病的早期用药，追求辨证用药，丝丝入扣，宁可保守一点，也不要轻易盲目地滥用苦寒清热解毒的"寒凉"药，以确保太阳的透发。

而温病的移动速度则比较快，所以配合用卫气营血的"四分法"颇合适。对该病的早期用药，在能够确保透发太阳肺表的药品之中，可以酌加适量清热解毒之品，如金银花、连翘等。而对于苦寒之品，虽非绝对禁用，但是要慎重使用。

至于瘟疫，如流行性出血热，乙脑、流脑、大叶性肺炎等，其病情移变十分迅速，往往是危险的证候还没有显现，而致命的邪毒已经悄然深入五脏腹地。

这时医家必须对十分隐蔽又迅速急奔的靶标、猎物打出"提前量"，即因势度病，"先症"用药，果断投出清热解毒、苦寒攻下、凉营散血的重剂。这也是近代先贤姜春华提出的"截断"理念。

张望之先生的"感冒基本方"及其加减法，是一个"兼容性"颇强的处方。所以，我们在本书的不少地方提到。

具体方法，名家辈出，均有独到高妙处，下面尽可能叙述之。

第一节 四时温病

一、风温

风为春之主气，四季皆行，其性轻扬、升散、善行数变，浮越发泄。风为百病之长，各种寒热暑湿之时气，皆需挟风而动。易出现头痛，鼻塞，咽痒，咳嗽，口眼歪斜，关节痛无定处，皮肤起疹，眩晕震颤，颈项强直等症。

风温之病，多发于冬、春二季。一般包括冬日、春日流行性感冒、麻疹、风疹等。重则暴发瘟疫，如传染性非典型性肺炎等。兹简述如下（瘟疫类均在第二节叙述）。

（一）冬日流行性感冒（又称冬温）

1. 伤寒型

主症：恶寒发热，头痛身痛，身无汗出，口不干渴，舌质不红，苔白薄，脉浮紧。早期全身（大太阳）反应明显，头部五官（上太阳）反应反而较轻。

治则：疏风散寒，解表透邪。

处方：荆防败毒散加减（荆芥、防风、羌活、独活、柴胡各 10g，川芎 6g，枳壳 10g，甘草 6g，桔梗 10g，生姜 3 片）。

口渴者，加黄芩 10g、葛根 15g；体虚者，加党参 12g。

2. 风热型

主症：发热甚，微恶寒或不恶寒，头痛鼻塞，口微渴，无汗或汗少不彻，心烦急，舌尖红，苔薄白或微黄，脉浮数。

治则：辛凉解表，疏风透邪。

处方：可用张望之"感冒基本方"加减，如麻黄 3~10g，生石膏 12~40g，滑石 6~18g，槟榔 5~10g，炙甘草 3~12g，羌活 10g，独活 10g，杏仁 10g，麦冬 15g。

亦可酌用葱豉桔梗汤作为配合使用。如热毒明显，高热不退，可加金银花、黄芩、柴胡。

流行性感冒属于温病，大多按照初起发于太阳肺表，依照卫气营血的顺序发展，此亦为"顺传"。还有一种"逆传"，如古人说"逆传心包"。其实，凡是由卫分开始，直接内传五脏，均属"逆传"。比如以下几种"逆传"。

3. 内传肺里的肺炎型

症见：高热、烦渴、汗出，咳嗽吐黄脓痰、胸痛、气促，舌红、苔黄、脉数，老年患者有时体温不一定很高。

治则：清气泻热，宣肺止咳。

处方：麻杏石甘汤合千金苇茎汤加减（麻黄 6g，杏仁 10g，生石膏 30g，苇茎 30g，桃仁 6g，冬瓜仁 20g，鱼腥草 30g，黄芩 15g，浙贝母 10g，桔梗 10g，甘草 10g，连翘 15g，虎杖 15g，黄连 6g）。

如高热、烦渴、多汗者，加知母 12g、天花粉 15g；腹胀便秘者，加大黄 10g、芒硝 6g。

身热、下利色黄热臭，肛门灼热，口渴苔黄、脉数者，宜葛根芩连汤、麻杏苡甘汤加减。

4. 中毒型（热毒内陷心肺二经，气营同病）

主症：高热不退，烦躁不安，时有谵语，甚则昏迷，颈项强直，儿童多有抽搐，舌红绛、无苔或苔黄，脉细数。

治则：清气凉营，泻火解毒。

处方：白虎汤合清营汤加减（生石膏 30g，知母 10g，金银花 15g，连翘 15g，水牛角 60g，竹叶 10g，黄连 6g，丹参 10g，玄参 10g，大青叶 15g）。

大便秘结者，加大黄 10g；四肢抽搐者，加钩藤 30g；如果出现热退、神昏、气短、汗多，脉细无力，甚则面色苍白，四肢厥冷，汗出淋漓，脉微细欲绝，有内闭外脱之症，可参用生脉散合参附汤加减（人参 10g，麦冬 10g，五味子 6g，制附子 10g，黄芪 20g），以敛肺固脱。其中内仍挟郁热，呼吸急促，痰多喉鸣者，宜加杏仁、金银花、连翘、瓜蒌、浙贝母、郁金类。

5. 选摘验方

寒温并用，表里兼顾治疗寒包热型的处方：荆芥 12g，防风 10g，柴胡 10g，葛根 10g，金银花 20g，连翘 15g，大青叶 15g，生石膏（先煎）40g，杏仁 10g，射干 12g，茵陈 10g，甘草 6g。

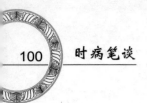

6. 中草药预防

贯众 10g，甘草 3g，水煎 20min，作茶热饮，连服 3~4 天。儿童减半。

（二）麻疹

麻疹由麻疹病毒引起。多在冬春发病。

主症：发热，眼红、眼睑水肿，有浆液脓性分泌物，口腔有麻疹黏膜斑，出疹期全身会有斑丘疹。

治则：辛凉宣透。

处方：可用验方"清肺解毒汤"（麻黄 6g，杏仁 10g，生石膏 20g，甘草 3g，金银花 12g，连翘 12g，板蓝银 15g，法半夏 8g）加减；或用"葛根解肌汤"加减（葛根 6g，牛蒡子 6g，荆芥 6g，防风 6g，桔梗 6g，金银花 6g，连翘 6g，甘草 3g，前胡 6g）。

目赤流泪者，加桑叶 10g、菊花 12g；咽喉痛甚者，加蝉蜕 5g、僵蚕 6g、射干 10g；表寒外束、疹透不利者，加紫苏叶 6g、西河柳 10g；阴津不足者，加麦冬 10g；燥热过其者，加黄芩。

分析：麻疹初起，病在太阳肺卫，且内毒抵近阳明，因为口腔本属肺胃，已见疹斑。故处方加用清热解毒之品，是提前进行预防。

又，温病作为一个大系列，可以说：证轻者为温病；证重者为瘟疫。温病与瘟疫二者是可以互相转化的。

故麻疹轻症者可视为温病。一旦转重转危，便可当作疫毒之症进行救治。即使病偏于早期，只要出现危险凶症，宜当开始用大剂清热苦寒药"截断"。

麻疹转"疫"的三种情况。

1.肺胃毒火并发喉炎

肺胃毒火并发喉炎主要表现为疹出不透，咽喉肿痛，犬吠样咳嗽，声音嘶哑，呼吸困难，烦躁不安，面色青紫，随时窒息。

处方选用普济消毒饮加减（玄参12g，桔梗8g，甘草6g，牛蒡子10g，贝母10g，射干10g，板蓝根20g，僵蚕8g，连翘10g，黄芩10g，黄连3g，薄荷6g）。大便秘结者，加大黄8g，杏仁6g。

2.心胃毒火，上攻脑府

心胃毒火，上攻脑府于出疹前、出疹期均可见。常见高热、头痛、呕吐、嗜睡、神志不清、惊厥及强直性瘫痪等症状。

发病早期出现这类证候，是温病转疫的病机态势，不要再强按卫气营血顺序投药，直接当机"先证"用药，予以"截断"，用白虎汤、清宫汤、犀角地黄汤加减［水牛角（先煎）30g，生石膏30g，知母15g，甘草6g，玄参12g，生地黄15g，丹皮12g，麦冬15g，紫草10g，连翘12g，竹叶10g］。神昏谵语者，可合用安宫牛黄丸1粒或紫雪丹1支；大便秘结者，加大黄12g；尿血者，加白茅根30g，小蓟12g。

3.肺炎（麻毒逆传陷肺）

肺炎多见于出疹期。皮疹出齐后发热持续不退，气急气促，发绀，甚则昏迷痉挛，治宜清热解毒透疹，宣肺平喘。方用麻杏石甘汤加减（麻黄6g，杏仁10g，生石膏30g，甘草6g，黄芩 10g，连翘 12g，桔梗 10g，紫草 12g，板蓝根 15g）。

表气闭郁、疹出不畅者，加薄荷、牛蒡子各 10g，蝉蜕 5g；便秘者，加瓜蒌仁 10g、火麻仁 12g；痰盛者，加苏子 10g、葶苈子 10g；热毒深重、疹出而紫者，加大青叶 15g、牡丹皮 10g。

4. 中草药预防

紫草 30g、甘草 3g，水煎服，每日 1 次，连用 7 天。

（三）风疹

本病是由风疹病毒引起，以低热、全身皮疹为特点，常伴有耳后、枕部淋巴结肿大，属"风温""冬温"类。但证候危重则转归于"瘟疫"。妊娠初 3 个月内的妇女患风疹，对胎儿有不良影响。

整个治疗可与麻疹防治法相参。

1. 前驱期

症状：发热，微恶风寒，头痛，喷嚏，流涕，咽痛，咽腭部可见红色斑疹，耳后、枕部及颈后淋巴结肿大，有轻度压痛，舌边尖红、苔薄白或薄黄，脉浮数。

治则：疏风清热，宣肺透表。

处方：银翘散加减（银花、连翘各 9g，竹叶 6g，薄荷 3g，桔梗 9g，牛蒡子 9g，荆芥、防风、蝉蜕各 6g，桑叶、夏枯草各 9g）。

2. 出疹期

症状：发热，咳嗽，胸闷，咽痛，目赤，口干渴，皮肤红疹，舌红、苔黄，脉数。

治则：清热解毒，宣肺透疹。

处方：单方、验方加减，如透疹凉解汤（桑叶 10g，菊花 10g，蝉蜕 6g，连翘、牛蒡子、紫花地丁、赤芍各 9g，黄连 6g，红花 6g）。

咽痛明显者，加玄参 12g；口渴甚者，加生石膏 15g、花粉 12g；大便干结者，加大黄 10g；小便短赤者，加滑石 15g、甘草 3g；咳痰多者，加浙贝母 10g、前胡 10g。

上方分析：病发于太阳肺表，今观皮肤红疹，耳后淋巴结肿大，淋巴结属胃，皮疹归肺主，可见肺胃皆热，内毒已外露，故在辛凉宣透之品中，再加清热解毒、苦寒之药，既能"截断"病势，又无碍皮疹的透发。

如果症状突然转重转危，可参照以上麻疹治法。

二、春温

古代医家用"春温"二字定病名，其意蕴十分奥妙。春必含风，不言风而风自在其中，因为"春主风"。然，主要突出一个"温"字，是说春温之病很多是"伏邪自发"，由内而温，被新感春风诱发而出。

春天体内代谢过于波动且亢进，病气内伏，逢春风激化，突变而致病。该病有两种，一是初发时有太阳肺表的恶寒、头痛，同时又有明显的里热证，称为"新感伏邪"；二是初发时即见里热炽盛，如发热、心烦、口渴、舌红、苔黄或斑疹隐隐等，称为"伏邪自发"。

一般春温包括春日流行性感冒、流行性腮腺炎、水痘、手足口综合征、百日咳、猩红热、流行性脑脊髓膜炎。

各型辨治分述如下。

（一）春日流行性感冒

主症：发热微恶寒或不恶寒，口不渴或微渴，头痛，有汗或汗出不彻，咳嗽，咽痛，舌红、苔薄微黄。

治则：辛凉解表，疏风透热。

处方：可用张望之先生"感冒基本方"加减（荆芥6g，防风6g，生石膏24g，滑石12g，槟榔10g，甘草6g，金银花12g，麦冬15g，薄荷10g，前胡10g，浙贝母10g）。

若出现高热（体温39℃以上）不退，可加大生石膏用量，加柴胡18g、黄芩15g，亦可参用银翘散加减。

如果出现各种"逆传"的病症，如肺炎、脑炎等，参考以上冬日流行性感冒有关治法。

（二）流行性腮腺炎

腮腺非化脓性肿胀、疼痛，发热伴咀嚼受限，是由腮腺炎病毒引起。

1. 新感伏邪并发，太阳肺表风毒

主症：畏寒发热，头痛轻咳，耳下腮部酸痛，咀嚼不便，继之一侧或两侧腮部肿胀疼痛，边缘不清，舌苔薄白微黄，脉浮数。

治则：透表泻热，散结消肿。

处方：解毒汤（摘录验方）加减（连翘10g，金银花15g，黄芩12g，夏枯草10g，荆芥10g，防风10g，大青叶15g，淡竹

叶 10g，甘草 6g）。

　　咽喉肿痛者，加玄参 15g、马勃 10g；咳嗽重者，加杏仁 10g、浙贝母 10g；恶心呕吐者，加半夏 10g、藿香 10g。

　　按：此方适用于发病之初期，病发于太阳肺卫，而又见温毒由内（伏邪）上冲，故用药打出"提前量"，使用清热解毒，苦寒之品，以"截断"病势。

　　2. 邪发气分，热毒壅滞

　　主症：高热，头痛，烦躁，口渴，食欲减退，或伴有呕吐，腮部漫肿，灼热疼痛，咽喉红肿，吞咽咀嚼不便，小便黄赤，舌红、苔黄，脉滑数。

　　治则：清热解毒，软坚消肿。

　　处方：普济消毒饮加减（黄芩、连翘、玄参、牛蒡子各 10g，板蓝根 20g，僵蚕 10g，薄荷 6g，夏枯草 15g，蒲公英 20g，甘草 5g，黄连 5g）。

　　腮腺炎一症甚为典型，乃肝胆郁热得春阳而发之病。肝胆经脉循行人体两侧，上达脑元，外主腮腺，下绕阴器而主睾丸、卵巢；横逆则直入脾土，牵引胰腺。故腮腺炎早期控制不当，可能引起脑炎、睾丸炎、卵巢炎、胰腺炎等。

　　如发生脑膜炎，可用清营汤合普济消毒饮加减。发生睾丸炎、卵巢炎，可用龙胆泻肝汤加减。发生胰腺炎，可用大黄牡丹汤、大柴胡汤加减。

　　总之，对此类"伏邪"，要果断使用清热解毒、消肿散结之法。在此基础上，观察外风的强弱，予以疏风透解太阳肺表。

3. 中药预防

板蓝根 30g，水煎作茶饮，连服 7 天。

（三）水痘

本病是水痘－带状疱疹病毒引起的传染性皮肤病。一般是外有新感，内有湿热伏邪，内外合邪所致。

水痘之湿从何而来？中医认为四季之末皆为湿主也。故本病好发于冬、春二季，并不奇怪。

1. 风热夹湿证（新感与伏邪并发）

主症：发热头痛、鼻塞流涕，眼睛红赤，食欲减退，疹色红润，疱浆清亮，分布稀疏，此起彼伏，轻微瘙痒，舌淡红、苔薄白，脉浮数或指纹红紫。

治则：疏风清热，除湿解毒。

处方：银翘散加减（金银花 15g，大青叶 10g，青蒿 6g，桔梗 10g，淡竹叶 6g，薄荷 6g，牛蒡子 15g，荆芥 5g，僵蚕 6g，蝉蜕 5g，甘草 3g，滑石 12g）。

壮热口渴者，加生石膏 20g、天花粉 10g、钩藤 10g；血疱者，加大蓟、小蓟、蒲公英各 10g。

2. 湿热炽盛证（伏邪自发）

主症：壮热烦躁，口渴欲饮，面红目赤，口舌生疮，疹发密集，痘色紫黯。疱浆浑浊，糜烂渗出，瘙痒较重，小便短赤，大便干结，舌红、苔黄燥且厚，脉滑数，指纹紫滞。

治则：清热利湿，凉血解毒。

处方：清瘟败毒饮加减（金银花 15g，连翘 15g，大青叶

15g，黄芩 15g，生石膏 30g，玄参 12g，牡丹皮 10g，赤芍 10g，栀子 6g，知母 10g，黄连 6g，薏苡仁 30g，甘草 3g）。

在中医看来，病与病之间，证与证之间，是可以互相转化的。况且，病与病、证与证之间还有一个"过渡带"。过渡带上的许多症状互相重叠，复杂多变。

水痘一病，轻则为温病，再轻则类同普通时令病。但重则似瘟疫，可以形成致命性肺炎。

3. 中药预防

土茯苓 100g，茵陈 100g，陈皮 100g，煎汤，集体饮用。

（四）手足口综合征

现代医学认为手足口综合征是由多种肠道病毒引起的，儿童发病率极高。脾土主口，主四肢，主湿之运化。平素肠胃积热，湿气不化，一旦外感春风，易发生此症。但据统计，各国各地区，发生的症状不一定全部一样，有些出现为手足口合并脑炎反应。有些只有脑炎反应，不见手足口反应。

主症：发热汗出，咽痛，口舌破溃，疼痛灼热，手足始见红斑，继之转为疱疹，不思饮食，大便秘结，舌苔薄黄或黄腻，脉数。

治则：疏风清热，解毒祛湿。

处方：张望之"感冒基本方"加减（桑叶 10g，荆芥 6g，防风 6g，薄荷 6g，生石膏 10g，槟榔 6g，滑石 6g，金银花 5g，连翘 5g，玄参 6g，甘草 3g，浙贝母 5g），参用"银翘散"。

病例：2016 年 4 月 12 日，郑某，男，4 岁，杭州，家长代述：早期发热时，咽痛，口内有疱，不思饮食，当地医生疑似手足口病。请我开处方，如下：桑叶6g，荆芥5g，防风5g，金银花5g，玄参6g，滑石6g，槟榔6g，甘草3g，浙贝母5g，薄荷5g，麦芽6g，麦冬6g，2剂，水煎服，一天4次。2天后，随访，病已痊愈。尽管此案例仅仅是当地医生疑似手足口病，但也可以感觉到中药之神妙作用。

（五）百日咳

百日咳是由百日咳杆菌引起的。初发似感冒，热退后则咳嗽加重，痉挛性咳嗽伴鸡鸣吼声，昼轻夜重。

治宜先解除太阳肺卫的寒热束袭，然后辨证用药，并可以配合用傅崇林的"百天宁咳汤"（炙百部、鲜侧柏叶各10~15g，天竺黄10g，杏仁10g，前胡10g，葶苈子10g，生甘草10g，陈胆南星5~10g，地龙5~10g，鲜石胡荽10~25g，大枣3~5枚）。

如果并发支气管炎者，宜用麻杏石甘汤加减（麻黄10g，生石膏30g，杏仁10g，黄芩10g，鱼腥草15g，芦根15g，薏苡仁15g，苏子10g，丹参15g，甘草6g，黄连5g）。

如果并发百日咳、脑病者，宜用羚羊钩藤汤合安宫牛黄丸，酌加石菖蒲、郁金、胆南星、瓜蒌仁。

临床中医有一种感受，凡是病毒引起的温病伏邪，发病症状较激烈，只要首方处理对症，就可能有立竿见影的效果。

凡是细菌引起的温病伏邪，发病症状显得深沉重着，且多见脓浊，用药首方如果不准确有力，就不一定立竿见影。要通过果断地加强药力，而建其功。

（六）猩红热

本病由 A 组乙型溶血性链球菌感染引起的。临床三大特征为发热、咽峡炎、全身弥漫性红疹，疹后脱皮。少数患者可引发风湿热及肾小球肾炎。

本病属中医温病"烂喉痧""丹痧"类。风温、春温皆多见。轻者视为温病，重者视为疫病。

主症：普通型者，多见突起发热，恶寒头痛，咽喉红肿痛，或有白腐糜烂，肌肤丹痧隐约，苔白或有珠状突起，舌红赤，脉浮数。

治则：透表泻热，清咽解毒。

处方：普济消毒饮加减（蝉蜕 6g，荆芥 6g，牛蒡子 6g，金银花 10g，连翘 10g，黄芩 10g，射干 10g，玄参 10g，马勃 6g，甘草 6g，桔梗 6g，芦根 6g）。

脓毒型者，症见咽喉红肿腐烂，甚者可见大片假膜丹痧密布，红晕如斑，赤紫成片，壮热头痛，烦躁口渴，甚则昏谵，舌绛干燥，遍起芒刺，状如杨梅，脉数或细数，此类于瘟疫。

所谓瘟疫之"证"，是指一旦发病，往往气、营、血分的界限很模糊，用药不能按部就班，而当以清热解毒，气血两清，也要使肺表通透。故对"脓毒型猩红热"治则是：清气凉营散血，解毒救阴透络，主方用清气凉营汤加减〔水牛角（先煎）30g，牡丹皮 18g，生地黄 30g，黄连 10g，黄芩 10g，玄参 15g，生石膏 30g，甘草 6g，连翘 10g，竹叶 10g，大青叶 15g，白茅根 20g，芦根 30g，蒲公英 30g，野菊花 30g〕。有神经中毒表现、神昏谵语者，加安宫牛黄丸1粒。

中药预防方法：板蓝根15g，金银花15g，蒲公英15g，甘草6g，水煎作茶饮，连服3~5天。

三、暑温

暑为夏之主气，其性酷烈而炎蒸。暑邪伤人，很多是不分亦难分表里，多侵犯阳明，直入心包，如出现壮热、心烦、面赤、口渴、大汗、脉象洪大，或猝然昏迷。暑性上升耗散，其作用于人体，劫耗阴津，泄散元气，使人出现头晕、目眩、气短乏力、多汗、口渴喜饮、唇干舌燥、大便干结或热结旁流、小便短赤等气阴损伤证。暑多夹湿，而成湿热之气缠绕，多见身热不扬，胸闷呕恶，肢体困倦，大便溏而不爽等。

暑邪多与蚊虫、动物、微生物的活跃性相关，诸如伤寒、霍乱、流行性出血热、痢疾、血吸虫、钩端螺旋体等温邪，多能见到蚊虫、微生物的影响。

暑天的病型病症十分复杂，其中很多病的性质可能完全不同，却症状十分相似。所以要注意，我们已将普通的夏季感冒放在中篇第一章的普通时令病叙述。我们将非感染性、非传染性的温热之证，如中暑、儿童夏季热等，放在下节"时温杂症"中叙述。可以酌参。

兹仅叙述几个典型的暑温。

（一）夏日流行性感冒

主症：发热，恶寒，头痛头涨，恶心呕吐，胸闷身倦，腹痛腹泻，或渴或不渴，心烦，小便短赤，苔薄黄微腻，脉濡数。

治则：透表清暑，化湿泻热。

处方：藿朴夏苓汤、新加香薷饮、藿香正气散，折中加减，如藿香 10g，香薷 5g，佩兰 10g，厚朴 10g，金银花 15g，连翘 10g，青蒿 12g，扁豆 10g，半夏 10g，甘草 3g。

腹泻明显者，加大腹皮、云苓；发热不解者，加滑石；若出现各种"逆传"，参照风温、春温一节的治法。

（二）细菌性痢疾

本病是由志贺菌引起的肠道传染病，简称"菌痢"。结肠黏膜化脓溃疡性炎症为其基本病理变化。主要临床表现为发热、腹痛、腹泻、里急后重和黏液脓血便。

清末民国先贤张锡纯认为，中医药对痢疾的治疗，无论短期疗效还是长期疗效，都十分卓越。

痢疾一症，中医称"肠癖""滞下""痢疾"。这个"滞下"一词，十分高明。明确告诉医家在治疗痢疾时，一定要敢于使用"通"下之法，即敢于使用大黄、槟榔类的攻下之品。否则，可能"闭门留贼"于肠道，转变成慢性结肠炎，遗患长久。

现仅简述以下几种证型。

1. 卫气湿热型

主症：恶寒发热，头痛身痛，腹痛腹泻，里急后重，大便黏滞，肛门灼热重坠，舌边尖红，脉濡数。

治则：解表清里，燥湿消滞止痢。

处方：葛根芩连汤加减（葛根 30g，黄芩 15g，黄连 10g，黄柏 10g，荆芥 6g，枳壳 10g，甘草 6g，金银花 15g）。

腹痛明显者，加白芍 15g；呕吐者，加姜半夏 12g；里急后重者，加木香 6g、白头翁 30g。

2. 湿热交结，气血同伤型

主症：身热，口渴，烦躁，腹痛，下痢赤白，或血便，里急后重，肛门灼热，小便短赤，舌红赤，苔黄腻，脉滑数。

治则：清热祛湿，调气行血。

处方：芍药汤加减（黄连 10g，黄芩 15g，当归 6g，赤芍 12g，木香 6g，槟榔 10g，马齿苋 30g，炒大黄 10g，甘草 6g）。

热偏重、痢下赤多白少者，加白头翁 15g、苦参 15g；湿偏重、痢下白多赤少者，加苍术 10g、厚朴 10g、藿香 10g；食积重者，加神曲 20g、山楂 20g、莱菔子 10g。

3. 寒湿痢

主症：腹痛隐隐，得热痛减，胸脘痞闷，口淡，饮食无味，大便清稀，微微腥臭，肛门重坠，或下痢色白如胶冻样，或如蛋清样，里急后重，小便清，四肢困倦，舌质淡红、苔白腻或白滑，脉濡缓。

治则：散寒燥湿。

处方：陈平散加减（陈皮 12g，半夏 12g，茯苓 12g，甘草 6g，苍术 15g，厚朴 12g，神曲 20g，山楂 20g，木香 6g，枳壳 10g，炒白芍 15g）。

4. 中毒型

中毒型大多发生在 2~7 岁体质较好的儿童，成人亦可发病。

起病急骤，在腹痛、腹泻尚未出现时即可有高热、精神萎靡、四肢厥冷、呼吸微弱而浅表等表现，类似中医的"内闭外脱"或"火毒攻心"的状态。因为腹泻呕吐出现较晚，也不一定严重，大便次数不一定很多，性状亦未必呈脓血样。所以一方面痢邪之毒内闭肠道，不得外泄，中毒很重。但另一方面又没有表现出来，容易使临床医生犹豫，而有误病机。故一旦有相应判断，对于火毒攻心患者，立即投白头翁汤合黄连解毒汤加减，其中要敢用大黄（黄连 10g，黄芩 10g，大黄 10g，白头翁 15g，秦皮 10g，石菖蒲 10g，黄柏 10g，牡丹皮 12g），配合安宫牛黄丸类。

如果是"内闭外脱"型，患者神疲肢冷，呼吸气短，脉微细弱，宜用参附汤合安宫牛黄丸［人参 10~30g，制附片（先煎）10~15g］加减。必要时中西医结合救治。

病例：张某，男，23 岁，1972 年 9 月前来就诊。主诉：前几天天气降温，身感恶寒，腹痛，腹泻痢，色白挟红，一日八九次，里急后重。经当地中医按痢疾治疗，处方：黄连 10g，黄芩 10g，秦皮 10g，枳壳 10g，金银花 10g，白头翁 12g，当归 10g。连服 2 剂，仍感疗效不佳，找余诊视。余按风寒外束，湿热内滞，偏于湿盛辨证，处方：苍术 12g，陈皮 12g，防风 6g，荆芥 6g，半夏 12g，厚朴 12g，茯苓 12g，当归 10g，川芎 10g，神曲 20g，山楂 20g，麦芽 20g，黄连 5g，枳壳 10g，共 3 剂，水煎服。顿感大轻。以后依此方加减，先后共服 20 剂痊愈。

（三）钩端螺旋体病

本病属于中医"暑温""湿温"类。尽管暑温多径犯阳明，然本病仍有不少发于太阳肺卫，且内有暑湿，形成内外合邪之势。

分型证治如下。

1. 流感伤寒，暑湿上犯

主症：发热恶寒，头身疼痛，脘腹痞满，泛恶呕吐，厌食、口不渴或渴不欲饮，大便溏，或腹泻稀水，苔白腻，脉濡数。

治则：宣肺运脾，清热化湿。

处方：三仁汤、藿朴夏苓汤加减（薄荷 12g，杏仁 12g，藿香 12g，滑石 20g，白豆蔻 6g，通草 6g，金银花 30g，连翘 20g，黄芩 15g，厚朴 10g，薏苡仁 30g，半夏 12g）。

如果发现有黄疸出血征象，可用甘露消毒饮加减（黄芩 15g，连翘 20g，茵陈 20g，滑石 20g，木通 6g，藿香 10g，射干 10g，薄荷 10g，栀子 10g，土茯苓 30g，青蒿 30g，白茅根 30g，白蔻 10g）。

2. 气分邪热壅盛

主症：高热，汗出，心烦口渴，气粗，目赤，肢体疼痛，尿黄少，舌红、苔黄腻，脉洪数。

治则：清热解毒，佐以化湿。

处方：银翘白虎汤加减（生石膏 30g，知母 15g，甘草 6g，黄芩 18g，栀子 18g，连翘 30g，金银花 30g，白茅根 30g，芦根 30g，藿香 12g，通草 10g）。

本病一旦不断加重，出现肺出血、黄疸出血、脑膜炎等，需中西医全力救治。

3. 中药预防

土茯苓 50g，每周连服 3 天。浙江民间方法：金银花、紫花地丁、黄芩、白茅根、藿香，水煎作茶饮。

四、湿温

长夏之季，在四时之中，夏秋之交，主行湿土之令。所谓湿温，指病之性质为温，但有湿的阴柔缠绵的特点。

脾主湿，湿温之病，是以脾胃为病变中心。初起以身热不扬，身重肢倦，胸脘痞闷，苔腻脉缓为主要临床表现。本病一年四季均可发，以夏秋之季为多。

脾主思，湿温蕴犯脾土，常令以神志昏蒙，这叫"蒙上"，可称为"逆传心窍"。湿热下行，常令人小便不利，大便溏滞。所以说"蒙上流下"是湿温之邪的一个重要特点。湿温因为有各种病菌、虫类助威，所以病情多怪戾严重，如伤寒、空肠弯曲菌肠炎、布氏杆菌病、钩虫病、回归热等，常见脓见血，肢僵神呆。

（一）长夏流行性感冒

主症：恶寒少汗，头痛如裹，身重肢倦，时伴神志昏昧，身热不扬，午后热甚，胸脘痞闷，口不渴，腹痛，或泄泻，舌红或不红，苔白腻，脉濡缓。

治则：辛散宣气，芳香化湿。

处方：恶寒重、泄泻明显者，用藿香正气散合新加香薷饮加减（藿香 10g，香薷 10g，紫苏 10g，金银花 10g，连翘 10g，陈皮 10g，白芷 6g，大腹皮 10g，茯苓 10g，厚朴 10g，半夏 10g）。

湿邪偏表而泄泻不见者，可用藿朴夏苓汤加减；热势不退者，可加青蒿、滑石、甘草；湿渐化热者，可用三仁汤；湿浊上蒙、神昏呕逆、小便不通者，可用苏合香丸配合开窍。

以上为长夏流感初期的一般治法。如果出现病情发展，均可参考前有关章节治法。

（二）伤寒和副伤寒

伤寒是由伤寒杆菌引起的急性肠道传染病。临床特征是持续高热，脉象反而较缓，伤寒病容，肝、脾大，玫瑰疹，白细胞减少。少数患者可并发肠出血、肠穿孔。

本病属于中医之湿温，轻者为温，重者为疫。凡长夏之季，见持续高热 5 天以上，且伴有以上典型症状者，可考虑本病。

病菌作乱，多见脓血痰秽，故用药多重在化解湿热瘀毒，逐泄肠中秽气。

1. 分型证治

（1）初期：

主症：发热恶寒，头身重痛，体倦纳呆，口淡不渴，体温逐日渐高，午后为甚，少汗或无汗，胸闷腹胀，便秘或便溏，舌淡红、苔白腻，脉濡或缓。

治则：芳香透表，清热化湿。

处方：藿朴夏苓汤加减（藿香 10g，淡豆豉 10g，黄芩 10g，连翘 10g，厚朴 10g，法半夏 10g，茯苓 10g，杏仁 10g，薏苡仁 15g、白豆蔻 6g）。

恶心呕吐者，加姜竹茹 10g、苏梗 10g；便溏者，加苍术 10g、车前草 10g；便秘者，加大黄 6g、枳实 6g。

本方的主要特点是在病之初期，即用黄芩、连翘类苦寒解毒之品；并且观察到有便秘情况，敢于在早期投出大黄等攻下泄热之品。这个方法在普通感冒和一般流感早期是忌用的。

（2）极期：

如果湿热并重，邪入气分，症见高热持续，有汗不解，恶心呕吐，脘腹痞胀，心烦纳呆，渴不多饮，神情呆滞，重听或耳聋，便溏不爽，小便短黄，舌红、苔黄腻，脉濡或滑数。宜用王氏连朴饮加减（黄连 10g，黄芩 15g，连翘 12g，厚朴 10g，法半夏 9g，石菖蒲 9g，茵陈 18g，滑石 20g，大黄 10g，枳实 10g，青蒿 12g，生石膏 30g）。神昏者加至宝丹。

如果热重于湿，困阻中焦，症见壮热汗出，心烦口渴，渴喜冷饮，胸脘痞闷，呕恶纳呆，大便秘结，小便短赤，舌红、苔黄而干，脉洪数或滑数。宜用白虎加苍术汤加减（生石膏 30g，知母 12g，黄芩 12g，苍术 12g，通草 6g，芦根 30g，金银花 15g，大黄 10g，枳实 10g，黄连 10g）。

如果湿热弥漫三焦，症见身热不退，面赤耳聋，胸闷腹胀，脘痞纳呆，口干口苦，便溏或下利血便，小便短赤，舌红，苔黄腻，脉滑数。宜用三石汤加减（滑石 30g，生石膏 30g，寒水石 15g，杏仁 12g，竹茹 12g，银花 15g，白通草 8g，黄芩 12g、栀子 12g，甘草 6g）。下利脓血者，加白头翁 12g、秦皮 12g；神情淡漠者，加石菖蒲 10g、郁金 12g。

如果湿热蒙蔽清窍，症见身热汗多，神情淡漠，耳鸣重听，间有谵语，甚或神识昏蒙，时清时昧，舌红赤、苔黄浊腻，脉濡滑数。宜用菖蒲郁金汤加减［石菖蒲 12g，郁金 12g，栀子 12g，连翘 12g，竹叶 12g，滑石 30g，牡丹皮 10g，竹沥 10g，紫金锭（冲服）1.5g］。

2. 本病常见并发症及其治疗

（1）肠出血：

1）凡属于湿热化燥，伤络便血证，症见身灼热，神情烦躁，咽干口燥，便下鲜血，或暗红水，或便油样黑便，舌红、苔黄干，脉弦细数。宜用清热地黄汤加减（水牛角 30，生地黄 30g，黄连 10g，黄芩 15g，大黄 10g，牡丹皮 15g，赤芍 15g，茜草 15g，侧柏叶 15g，紫珠草 15g）。

2）凡属于虚弱性的便血不止，气随血脱证，症见身热渐退，烦躁不安，便下鲜血，量多难止，面色苍白，汗出肢冷，舌淡，脉细微而弱。宜用独参汤合黄土汤加减（人参 10g，地黄 30g，白术 10g，熟附子 12g，阿胶 10g，黄芩 10g，灶心黄土 15g，炙甘草 10g，侧柏炭 15g，地榆炭 15g）。

（2）肠穿孔：忽然右下腹剧痛，伴恶心，呕吐，血压下降，继之全腹胀痛，腹肌强直拒按，发热，口渴欲饮，大便秘结，舌红、苔黄燥，脉弦数。宜用大柴胡汤加减（柴胡 15g，黄芩 10g，白芍 15g，法半夏 10g，枳实 10g，厚朴 15g，大黄 10g，党参 18g）。病情危急，常立即手术治疗。

（3）伤寒性肝炎：临床可见高热烦渴，身目发黄，咽痛咳嗽，胸胁痞胀，纳呆倦怠，便秘或泄而不爽，肛门灼热，舌红、苔黄腻。宜用甘露消毒丹加减（滑石 30g，茵陈 30g，黄芩 15g，连翘 12g，栀子 12g，射干 10g，藿香 10g，土茯苓 30g，郁金 10g，虎杖 18g，白豆蔻 8g，贝母 10g）。

3. 中草药预防法

（1）带菌者：金银花 25g，连翘 10g，黄芩 10g，栀子 6g，苦参 10g，知母 12g，甘草 6g，龙胆草 6g。水煎服，每日 2 次，连服 7 天。

（2）易感人群：黄连 6g，金银花 12g，沙参 10g，连翘 10g，白芍 10g，香薷 5g，地骨皮 10g，柴胡 10g，荆芥 6g，陈皮 6g，甘草 6g。适度定期煎服。

副伤寒和湿温中的很多病，均可参照长夏流感和伤寒病论治方法治疗。兹不细述。

五、伏暑

伏暑是感受暑热或暑湿病邪，当时没有发作，却延迟到秋冬之季发病。该病初起，则内有暑湿或暑热见证，外有时令之邪客表。

大自然有一种对称的奇妙。比如：冬日伏郁之邪，逢春而成春温；夏日伏热之邪，逢秋而成伏暑。

伏暑为病，初起或是卫气同病，或是卫营同病，发于气分者，多见暑湿，有高热、心烦、口渴、脘痞或苔腻等；发于营分者，多见暑热，有高热、心烦、舌绛、少苔，甚至皮肤、黏膜发斑疹等。初起皆有太阳卫表的恶寒等症，只是太阳卫表证较短暂，很快消失而出现一派里热证。一般秋冬日严重的上呼吸道感染、病毒性肝炎、病毒性胃肠炎、脊髓灰质炎等多见于此。

兹简述下列几种。

（一）秋冬日伏暑性重感冒

上文已述，凡一个"暑"字，意味着病型证候十分复杂。伏暑性重感冒，即指秋冬日比较重的上呼吸道感染。

伏暑性上呼吸道感染，主要包括普通性秋冬日感冒、流行性感冒、咽喉扁桃体炎，往往是很接近于温病的重证"上感"，故在病发初起就可以用清热解毒药。

1. 风寒伏毒，卫气同病

主症：恶寒，头痛，发热无汗，周身酸痛，心烦口渴，小便短赤，脘痞，脉紧稍数。

治则：辛宣外寒，内清伏毒（热）。

处方：九味羌活汤合张望之感冒基本方加减（荆芥 10g，防风 10g，羌活 10g，独活 10g，滑石 10g，川芎 10g，生石膏 15g，黄芩 10g，甘草 10g，柴胡 10g，麦冬 12g）。

2. 风热伏毒，卫气同病

主症：发热明显，微恶寒，无汗少汗，咽干疼痛，心烦，头痛，口渴，小便短赤，脘痞不舒，舌红、苔薄腻，脉濡数。

治则：辛凉宣透，清气解毒。

处方：银翘散合玄麦甘桔汤合张望之感冒基本方加减（荆芥 10g，薄荷 10g，金银花 10g，连翘 10g，玄参 12g，麦冬 12g，甘草 10g，桔梗 10g，生石膏 18g，滑石 12g，槟榔 6g，黄芩 10g）。

3. 寒包火者，卫气营同病

主症：恶寒无汗，发热头痛，浑身酸紧困痛，口干不饮，心烦，咽干喉痛红肿，吐痰黄黏，大便干，小便短赤，思冷饮，舌红、苔微黄。

治则：解表清里，气营两清。

处方：双解通圣散合张望之感冒基本方加减（麻黄 5g，荆芥 10g，防风 10g，薄荷 12g，蝉蜕 10g，黄芩 10g，栀子 10g，连翘 12g，生石膏 24g，滑石 15g，甘草 10g，槟榔 10g，桔梗 10g，玄参 18g，浙贝母 12g）。

（二）病毒性胃肠炎

病毒性胃肠炎病原体的类型很多，主要是人轮状病毒及诺瓦克病毒，主要侵犯十二指肠和空肠上段，引起腹泻。临床表现为发病急速，恶心呕吐，泻便色黄稀溏或水样，少含黏液，无脓血，日数次至十数次，不伴里急后重，属中医的"水泄""呕吐"类。

1. 伤寒湿毒，中焦受困

主症：恶寒或四肢不温，头痛，恶心呕吐，腹胀肠鸣，泄泻清稀，身重困倦，胸闷脘痞，舌淡红、苔白润，脉濡。

治则：解表散寒，芳香化湿。

处方：藿香正气散加减（藿香 10g，紫苏叶 10g，厚朴 10g，苍术 10g，茯苓 10g，大腹皮 15g，陈皮 12g，法半夏 10g，神曲 15g，荆芥 6g，木香 5g，薏苡仁 15g）。

如有挟热症状，泻下气臭，多配黄连素片每次 2 片，每日 3 次。

2. 湿热阻滞

主症：发热，腹痛，恶心呕吐，胸闷烦热，口干口苦，泄泻便黄热臭，溲黄涩痛，舌红、苔黄腻，脉滑数。

治则：清热化湿，消滞和中。

处方：葛根芩连汤加减（黄连 10g，葛根 18g，黄芩 15g，黄柏 10g，穿心莲 15g，陈皮 10g，车前草 18g，藿香 10g，甘草 6g）。

若胃肠积滞重者，可以保和丸为主。

（三）病毒性肝炎

病毒性肝炎一般分甲、乙、丙、丁、戊 5 型。

急性甲型肝炎，四季皆可发病，秋冬季发病率高，属于中医的伏暑温黄。或散发，或较大范围传染。凡近期出现乏力、食欲减退、恶心、呕吐、厌油、腹胀、小便黄，或黄疸、肝区痛、肝脏肿大并有压痛，皆当考虑此病。

1. 湿热蕴结，热重于湿

主症：面目周身俱黄，其色鲜明，小便深黄，烦热，胸闷脘痞，恶心欲呕，厌油纳差，口干口苦，喜冷饮，胸胁胀满，大便秘结，舌红、苔黄或黄腻，脉弦数或滑数。

治则：清热利湿，解毒退黄。

处方：茵陈蒿汤加味（茵陈 30g，栀子 10g，大黄 10g，田基黄 15g，黄芩 10g，板蓝根 30g，半枝莲 15g，金钱草 30g）。

胁肋胀痛者，加柴胡 10g、郁金 10g；食欲减退者，加麦芽 30g；呕心，呕吐者，加藿香 10g、佩兰 10g、半夏 10g、竹茹 10g；发热者，加金银花 10g、连翘 10g。

2. 温热蕴结，湿重于热

主症：身目色黄而不光亮，小便短黄，头身困重，胸脘痞闷，恶心，呕吐，口渴不饮，食少便溏，舌苔厚腻，或黄白相兼，脉弦濡缓。

治则：利湿化浊，清热退黄。

处方：茵陈四苓汤加减（茵陈 20g，猪苓 10g，泽泻 10g，茯苓 15g，白术 10g，生薏苡仁 15g，郁金 10g）。

呕吐甚者，加半夏 10g、竹茹 10g；腹胀者，加厚朴 10g、大腹皮 15g、枳壳 10g。

3. 湿热并重

主症：面目周身俱黄，小便深黄，心烦，口干喜饮，恶心呕吐，纳差便溏或便秘，腹胀胁痛，倦怠乏力，舌边略红、苔黄腻或厚浊，脉弦滑或弦数。

治则：清热利湿退黄。

处方：甘露消毒丹加减（茵陈 30g，黄芩 10g，连翘 10g，白豆蔻 6g，藿香 10g，石菖蒲 10g，木通 10g，滑石 15g，板蓝根 20g，贯众 15g）。

胁痛明显者，加郁金 10g、川楝子 10g；大便秘结者，加大黄 10g、枳实 10g、厚朴 10g；腹胀食少者，加厚朴 10g、枳壳 10g、生麦芽 30g。

4. 湿邪困脾

主症：肢体困倦，脘痞泛恶，厌油纳呆，腹胀便溏，口淡不渴，胁肋隐痛，小便短浊，舌苔白腻或厚浊，脉弦缓或濡缓。治则：化湿和中。

处方：平胃散加减（苍术 10g，厚朴 10g，陈皮 10g，茯苓 15g，半夏 10g，藿香 10g，生薏苡仁 20g，猪苓 15g）。

舌苔黄腻、口苦咽干者，加黄芩 10g、黄连 3g、龙胆草 6g；胁痛且胀者，加香附 10g、郁金 10g、延胡索 10g；大便溏薄者，加车前子 20g、白术 10g、泽泻 10g；有明显的肝气郁结之症者，则处方以柴胡疏肝散加减。

六、秋燥

燥为秋季的主气。凡久晴不雨，气候干燥则易产生燥干之邪。秋承夏后，余炎未尽，则易生温燥；深秋初凉，则易生凉燥。"燥胜则干"，如口干、咽干、唇干、鼻干、舌干、皮肤皲裂，毛发焦枯，二便滞涩等。燥易伤肺，因肺为娇脏，喜润恶燥，外合皮毛，开窍于鼻。故燥邪伤人，多从口鼻而入，最易伤肺，肺的宣发肃降失常，可有干咳少痰、痰黏不爽，或痰中带血、鼻咽干燥，甚则喘息胸痛等症状。

（一）燥伤肺证

1. 温燥伤肺

主症：发热，微恶风寒，头痛少汗，干咳无痰或痰少，而胶黏难咯，咽干鼻燥，口渴，舌质红、苔薄白，右脉数大。

治则：辛凉甘润。

处方：桑杏汤加减（桑叶 10g，杏仁 10g，沙参 15g，贝母 10g，香豉 10g，生石膏 15g，麦冬 15g，栀子 6g）。

出现咳痰带血、胸胁牵痛、腹部灼热、大便泄泻者，加黄芩、桑白皮、车前草、甘草、白芍。

2. 凉燥犯肺

主症：发热恶寒，头痛无汗，鼻塞，咽干唇燥，咳嗽痰稀，舌质淡、苔薄白，脉浮不数。

治则：宣肺达表，化痰润燥。

处方：杏苏散加减（紫苏 10g，杏仁 10g，陈皮 10g，半夏 6g，茯苓 10g，桔梗 10g，紫菀 10g，百部 10g，甘草 3g）。

以上两种秋燥，名为温病，其实在初发病时与普通时令感冒相类似，宜仔细体察。

（二）白喉

白喉是由白喉杆菌引起的急性呼吸道传染病，临床特征是咽、喉、鼻等处假膜形成，以及发热、乏力、食欲减退、面色苍白等全身中毒症状。重则并发心肌炎和周围神经麻痹。

1. 咽白喉（阴虚燥热型）

主症：鼻干唇燥，低热，咽喉微痛，乳蛾肿大，可见点状或小片状白色伪膜，心烦不安，小便短赤，口渴喜饮，思凉饮，舌红、少苔，脉细数。

治则：对于毒郁卫表的轻型初发型者，宜先用银翘散加减以疏风透邪清热。对于阴虚燥热证者，宜清热养阴，解毒利咽。

处方：养阴清肺汤加减（生地黄 15g，玄参 15g，麦冬 10g，牡丹皮 10g，甘草 10g，桔梗 10g，浙贝母 10g，金银花 15g，土牛膝 10g）。

干咳者，加杏仁 10g、沙参 10g、天花粉 10g；大便干结者，加麻子仁 10g、松子仁 10g；咽红肿痛甚、高热微汗者，加黄连 6g、黄柏 10g、生石膏 30g、板蓝根 15g；极重者（气营两燔证），则改用清瘟败毒饮加减。

2. 喉白喉（痰浊闭喉证）

主症：声嘶痰鸣，鼻翼煽动，吸气困难，张口抬肩，面白唇绀，咳声如吠，烦躁汗出，舌红、苔浊，脉濡数。

治则：逐痰通闭，辟秽解毒。

处方：清气化痰丸合黄连解毒汤加减（胆南星 6g，杏仁 10g，法半夏 10g，瓜蒌仁 10g，枳实 10g，黄连 6g，黄芩 10g，栀子 10g，牛膝 15g，桔梗 10g，甘草 6g）。

3. 鼻白喉（毒侵卫表型）

主症：恶寒发热，鼻塞，流涕，咽痛，鼻腔内白色伪膜，舌边尖红、苔薄黄，脉浮数。

治则：疏风清热，宣通鼻窍。

处方：银翘散合苍耳散加减（金银花 15g，连翘 10g，淡竹叶 10g，薄荷 10g，桔梗 10g，桑叶 10g，蝉蜕 10g，牛膝 10g）。

咽痛明显者，加玄参 15g；若出现热毒耗阴伤气，引起中毒性心肌炎，宜用益气、扶阳、解毒清热、养阴之法，综合施用；若出现外周神经麻痹，多为热毒伤阴，脾阴不足，心阴耗损，心脾失能，筋脉失养，多用复脉汤合增液汤加减（生地黄 15g，阿胶 10g，麻仁 10g，酸枣仁 10g，党参 15g，麦冬 10g，五味子 6g，玄参 12g，炙甘草 6g，土牛膝 10g）；热毒未清者，加银花 15g。

中草药预防法：土牛膝根或万年青，单味药 30~60g，水煎服，连服 5~7 天。

第二节　瘟　疫

中医温病系列中，临床以急骤起病、传变迅速、热势亢盛或见肌肤外发斑疹，并具有极强的传染性和流行性，大多病情凶险，病死率相对较高的病证称为瘟疫。

瘟疫病的早期相关理论及治疗的理、法、方、药，是由《内经》《伤寒杂病论》确立的，又经过上千年的演化，大成于明、清两代。

面对瘟疫，当以六经辨证为基础，重点配合使用三焦辨证法（也参用卫气营血辨证法）。

对于三焦辨证的认识，有以下几点。

一者，三焦，总控人身水谷之道。肾主水，心主血，脾统血主湿，主思。水与血同源异派。故控制水谷之道的三焦，也基本控制血行之道。凡三焦水道有疫毒，转瞬之间血中亦必染毒。故瘟疫初起，多直攻三焦，很快三焦失守，水血皆毒，血毒攻心，犯脾，速显神昏之症。

二者，三焦乃水谷之道，纵横贯通冲脉、督脉、任脉，也即是控扼人身生机变化、精神变化之枢机。因为五行之中，水代表生机变化，唯水才同时可以是气态、固态、液态，可以在这三态之中自由变化。瘟疫之毒，往往是首先攻击三焦。毒邪盘踞三焦，则水道中的"水"，即人体的生机变化被毒邪控制，则人之精神必昏，生命立危。

三者，现代医家一般将瘟疫分为湿热毒疫和温（暑）热毒疫两类。其中湿热毒疫，一般首先攻击人体的上焦膜原。膜原指邪在半表半里的位置，这与少阳经的区域有不少重叠。邪毒有如空降部队，迅速穿过国防边境（太阳经区域），空降至人体半表半里的膜原，然后毒邪向表（太阳），向里（阳明）不断扩散。另外一类的温（暑）热毒疫，一般多为感受暑热火毒所致，初起即见表里同病之象，即淫热火毒燔灼阳明，且伴有太阳表证。

四者，三焦与心的关系极为显密。心分三部，即上部、中部、下部。上部之心，主脑，乃元神之府，又称"上心"；中部之心，主心包、心脏，乃心之本神（类自主神经、植物神经）所聚，号曰"中心"。下部之心，主命门，主两肾相关的某些功能，上通心包络，且呼应于脑，乃称"小心"。

三焦辨证之中，上焦通上心，中焦通中心，下焦通小心。瘟疫之毒，初起常常直犯三焦，必兼见三心证候。

上焦受疫毒，即有头疼烦躁，胸闷呕恶；中焦受疫毒，即有狂躁谵妄、口渴腹满或痛或吐泻；下焦受疫毒，即有精神狂妄、恍惚、幻觉干扰、尿闭尿血、少腹刺痛、泛呕恶心、烦躁不安。类似《伤寒论》的下焦蓄血如狂证。

另外，面对瘟疫的处方，用药特点，出手要稳、准、狠。要敢于"先证用药"，"截断"病势。相当于张仲景所说的："见肝之病，知肝传脾，当先实脾""伤寒中风，有柴胡证，但见一证便是，不必悉具"。也就是说在瘟疫病早期，一方面仍然要观照太阳，保持处方功能向外的张力，同时要直接运用三焦辨证的"三分法"，尽快投出清热、解毒、通络化瘀、苦寒攻下的凉营之品。如果按照一般温病的治法，即气分证完全出现再清气，营分证完全出现再清营，血分证出完全了再凉血散血，就会贻误病机危殆立现。

下面讲述关于六经辨证与三焦辨证和温疫的关系。

六经辨证源自《内经》。六经与天地宇宙同源同构，故六经辨证乃是针对一切疾病的辨证大法。

三焦辨证是专门针对温病的辨证之法。

按照《素问·热论》的叙述，一般单经受病，多为普通时令病。而两经合病，或者说表（三阳）里（三阴）的两经合病，则多为温病。温病难治而易陷危殆。

如果是表里三经合病，往往为温疫。这是按照《素问·刺法论篇》揭示。该篇以天道变化说明人的变化，指出"天气病则疫"，天气三经若碰撞郁塞，则三年化疫。天人感应，则人之三经郁塞化热，必生疫病。

三焦是上焦、中焦、下焦的合称。每一"焦"就涉连三经。

上焦是左心、右肺，中为冲脉；中焦是左脾、右胆，中为阳明胃肠和门静脉；下焦是肾、肝相依，奇经环绕。

所以用三焦去辨证温疫，符合温疫的发病特点。

兵法讲"慎重初战"，且"初战必胜"，方能争取战场主动。

对于温疫这类生死瞬间的大病，更要"慎重初战"，力争"初战必应""初战必胜"。为此，结合近代中医先贤的成果，兹简要叙述温疫的特点及用药一般方法。

初发证治主要分为"卫气同病（多挟湿）""邪遏膜原""表寒里热"三种。

第一种，卫气同病（多挟湿）型：症见发热、微恶风寒，无汗或少汗，头身疼痛，肢体酸楚，口微渴，心烦不安，少寐心惊，舌边尖红，苔薄腻微黄，脉濡数。

此卫气同病，涉及太阳、阳明、少阳，波及少阴，三经合病而成疫。宜用柴葛解肌汤（柴胡15g，葛根15g，甘草10g，羌活12g，白芷12g，黄芩12g，生石膏20g，芍药10g，桔梗10g）加减。

有文献记载"三阳合病案"，转录如下。

刘某，男，12岁，学生，1996年12月23日初诊。其母诉

"发热 3 天，曾服用速效伤风胶囊、三九感冒冲剂及静脉滴注利巴韦林、青霉素，热仍不退"。诊见：体温 39.6℃，肌肤发热，咽红，扁桃体二度肿大，头痛，身痛，乏力，咳嗽，吐黄白相间痰，口苦，不思饮食，舌质红，苔黄，脉浮数。实验室检查：白细胞 11×10^9/L，中性粒细胞 0.54，淋巴细胞 0.46。听诊双肺呼吸音粗。诊断：流感。处方：三阳清解汤加减。方药：金银花 20g，连翘 20g，荆芥、防风、黄芩、苦杏仁、薄荷各 10g，大青叶、菊花各 15g，桑叶、柴胡各 12g，石膏 30g，麻黄、甘草各 6g，神曲 15g，僵蚕、牛蒡子各 12g。3 剂。服第 1 剂后体温降至 37.5℃，头痛、身痛减轻，服完第 2 剂后诸症均消，第 3 天即上学读书。

　　以上三阳合病的病案虽然是按照流感治疗，并挟细菌感染。但温疫、流感都可以出现三阳合病的证型，临床灵活运用"同病异治、异病同治"的治则即可。

　　第二种，邪遏膜原型：症见初起憎寒壮热，继之但热不寒，昼夜发热，日晡益甚，烦躁莫名，头痛胸闷呕恶，苔白厚浊腻或垢腻如积粉，脉濡数。

　　上证乃湿热疫毒直入膜原，邪毒向外浮越于太阳，则初起憎寒壮热，头痛；邪毒扼塞上焦水谷生机，上攻头面脑府，则烦躁莫名，头痛不止；湿热亢盛，郁蒸阳明，则昼夜发热，午后为甚；湿热困阻膜原气机，扰动心胃，则胸闷呕恶；苔白厚浊腻或垢腻如积粉，脉濡数，皆湿热疫毒郁遏膜原之证。

　　治法：疏利透达，辟秽化浊。

处方：达原饮（槟榔 12g，厚朴 12g，草果 6g，黄芩 12g，知母 12g，芍药 10g，甘草 5g）加减。

兼见腹胀满，大便秘结，舌根部渐出黄苔者，宜用三消饮（槟榔 10g，草果 6g，厚朴 10g，白芍 10g，甘草 6g，知母 12g，黄芩 12g，大黄 12g，葛根 12g，羌活 12g，柴胡 12g）加减。

此种邪遏膜原证，其实是三阳经合病与湿热毒邪盘踞膜原的表现。是第一种卫气合病证型的深重版。

第三种，表寒里热型：症见发热恶寒，无汗或少汗，头项强痛，肢体酸痛，腹胀便结，目眩耳聋心烦，皮肤斑疹疮疡，唇干或焦，苔黄燥，脉弦滑而数。

上症明显是寒邪外束，太阳肺表经气不利，则发热恶寒，无汗或少汗，头项强痛，肢体酸痛；少阳里热，上干头目，则目眩耳聋；阳明邪热郁闭，则腹胀便结；热毒发于少阴营分血络，则心烦，肌肤斑疹疮疡；舌脉之象均为内热亢盛阴伤。

治法：疏表散寒，清泄里热，解毒散营。

处方：增损双解散（荆芥 12g，防风 12g，薄荷 12g，蝉蜕 10g，黄连 10g，连翘 15g，栀子 12g，甘草 10g，桔梗 10g，僵蚕 10g，滑石 12g，姜黄 5g，当归 10g，白芍 10g，生石膏 24g，大黄 10g，芒硝 6g）加减。

中医历代先贤大家，如清代戴天章、杨玉衡等，都反复论及妇人、妊娠、小儿的温疫。兹简介如下，仅供参考。

妇人月经适来，受疫气干扰而停止，必然产生瘀血。这时要再察其胁、腰、少腹，如有牵引作痛拒按者，必以清热消瘀为主，用小柴胡汤加赤芍、延胡索、桃仁、当归尾、牡丹皮。

妇人月经适来，感受疫病，而经水照常自行者，不必治其经血，但治其疫邪即可。

妇人月经适断，此时感患疫邪，邪必乘虚而陷入血海，若见腰胁及少腹满痛者，大柴胡汤加桃仁、赤芍，逐其血室之邪始愈。

妊娠期间，感受时疫，一定要速治，当汗则汗，当清则清，当需要用泻下之药，尤其不能迟疑。医者一见妊娠患疫，出现里热蕴邪，速下其热，其胎反而安然无事。升降散、双解散、凉膈散均可用，只是不要随意用芒硝。且用药意图要与患者说明。

小儿患时疫，要及时用大人治疫清解诸法。可以结合使用加味太极丸（白僵蚕 6g，蝉蜕 3g，姜黄 1g，大黄 12g，天竺黄 3g，胆南星 3g，冰片 1g 制成丸剂使用）。

兹分述以下几种温疫的证治。

一、传染性非典型肺炎——冬春疫

本病是由 SARS 病毒引起的急性呼吸系统传染病。临床突出表现为高热、干咳。

本病主要发生于冬春季节，初起风寒表证突出者，可称为"寒疠时疫"，多为"寒包火"型。如果初起以恶寒、高热、干咳等为基本表现者，为三阳（太阳、阳明、少阳）肺气合邪，可称为"温热时邪"。分型参考如下。

（一）寒包火型

主症：发热恶寒，头痛、肌肉、关节疼痛，干咳、全身乏力，舌苔薄、脉浮。

治则：外透表寒，内清热毒。

处方：升降散（僵蚕 10g，蝉蜕 10g，姜黄 5g，大黄 12g）与增损双解散加减（荆芥 12g，防风 12g，薄荷 12g，僵蚕 10g，蝉蜕 10g，生石膏 30g，滑石 12g，甘草 10g，桔梗 10g，姜黄 5g，大黄 10g，芒硝 10g，当归 10g，白芍 10g，黄芩 12g，黄连 10g，槟榔 10g，栀子 12g，连翘 12g）。

热毒重、咽喉痛肿者，加金银花 18g、板蓝根 20g；夹湿腹泻者，去大黄、生石膏，加藿香 12g、苍术 12g；头身疼痛较剧者，加羌活 12g、秦艽 15g。

上方实在有"先证用药"的意味。临床一旦考虑本病，症状不一定全部具备，即放胆用药。疫毒多直犯心脑元神，故先投僵蚕、蝉蜕以宁心安神，并用槟榔直点膜原之穴。

（二）三阳肺气合邪型（又称"温热疫毒，侵表入肺"）

主症：发热，或有恶寒，头痛，关节疼痛，干咳，口渴，无汗或少汗，心烦少寐，舌边尖红赤，舌苔薄白，脉浮数。

治则：清热解毒，解肌透表。

处方：银翘散与柴葛解肌汤加减（连翘 15g，金银花 20g，柴胡 12g，葛根 15g，甘草 10g，桔梗 10g，黄芩 20g，荆芥 12g，薄荷 12g，板蓝根 20g，羌活 12g，生石膏 20g，麦冬 20g，槟榔 10g）。

本症有心烦出现，故仍然要用槟榔点膜原之穴。

（三）湿热疫毒，郁阻肺脾

主症；发热，微恶寒，午后热甚，头身重痛，胸闷胸痛，咳嗽，脘痞，舌苔白腻，脉濡缓等。

治则：芳香化湿，表里分消疫毒。

处方：藿朴夏苓汤加减（藿香15g，半夏12g，杏仁12g，生薏苡仁30g，赤苓18g，白豆蔻10g，猪苓15g，羌活10g，泽泻15g，槟榔10g，板蓝根30g，厚朴10g）。

若发热较甚，汗出热不解，舌苔黄腻，加黄芩15g、青蒿15g、金银花20g。

对于湿热疫毒，初起处方即取"达原饮"之意，动用槟榔、厚朴直攻膜原之邪，不必等证候齐备再用。本病如果继续恶化，或是按温热（暑热、燥热）疫毒型发展，或者按湿热疫毒型发展。凡是按温热疫毒发展，入气分者，以银翘散合白虎汤加减。入营血者，以犀角地黄汤合银翘散加减，或用清瘟败毒饮加减。凡是按照湿热疫毒发展，入少阳者，以蒿芩清胆汤为主；蒙蔽心包者，以菖蒲郁金汤主之；全身湿热充斥者，甘露消毒丹主之。凡元气欲脱者，加参、芪，生脉饮。凡阳气欲脱者，加四逆汤。

中药预防方法：

（1）生黄芪10g，败酱草15g，薏苡仁15g，甘草3g，桔梗6g。水煎服，每日1剂。

（2）鱼腥草15g，野菊花6g，茵陈15g，佩兰10g，草果

3g。水煎服，每日 1 剂。

（3）黄芪 10g，白术 6g，防风 10g，苍术 6g，藿香 10g，沙参 10g，金银花 10g，贯众 6g。水煎服，每日 1 剂。

二、流行性脑脊髓膜炎（"流脑"）——冬春疫

本病由脑膜炎双球菌引起的脑脊髓化脓性炎症，临床以突发高热，头痛，呕吐，皮肤黏膜瘀点、瘀斑及颈项强直等脑膜刺激为特征，会迅速发生昏迷休克。病菌亦可不侵入脑膜而仅呈败血症表现。

本病以儿童发病较多，多在冬春季发生流行，2~4 月为流行高峰，属于"风温""春温""瘟疫"等范畴。

对于广大偏远地区的基层医疗工作者，从发现疑似病例到明确诊断，总有一个过程。但是这类疫情紧急似火，稍一延迟用药，患者生命即绝。故可以考虑先速用专方、效方，同时，也积极等待诊断结果。兹据有关文献介绍以下两个专方。

（一）金银花解毒汤

【药物组成】生石膏 60g，鲜芦根 60g，金银花 12g，连翘 12g，大青叶 15g，龙胆草 6g，黄芩 9g，黄柏 9g，栀子 9g，板蓝根 9g，薄荷 3g。水煎服，每日 1~2 剂，婴儿酌减。

患者有发热恶寒、无汗、鼻塞流涕、脉浮数，说明太阳寒束，表未解，宜加荆芥、防风、葱白、麻黄；里热盛，腹胀，苔黄者，加大黄、芒硝；呕吐者，加竹茹、代赭石；抽搐者，加全蝎、蜈蚣；昏迷者，加安宫牛黄丸、紫雪丹、犀角（水牛

角）；舌赤绛干者，加生地黄、牡丹皮、玄参、赤芍。

上方治疗三焦热毒高热型效果颇佳。

（二）栀子金花汤

【药物组成】黄柏 15g，栀子 15g，金银花 15g，黄连 12g，大黄 12g，黄芩 10g。水煎服，每日 3 次。

上方宜加槟榔、滑石，以加大控制膜原力度。

患者高热不退，出现惊风、抽搐，可以采取刺血排毒排瘀。即用针刺十宣穴、大椎穴、风池穴，刺后挤出血 4~5 滴。

如果"流脑"出现后遗症，可用刺血拔罐法，主取太阳穴、印堂穴，或曲泽穴、委中穴。穴位刺血之后，拔罐穴位 3~5 分钟，5 天 1 个疗程。

中药预防法：桑叶 15g、龙胆草 6g，水煎代茶饮。

三、流行性出血热——冬疫、夏疫

流行性出血热属于病毒性出血热中的肾综合征出血热。其病原尚未完全确定，目前多认为系病毒感染所致。传染源为野鼠，传染媒介是鼠类体外寄生节肢动物螨（系一种小蜘蛛）。本病有三大主症（发热、出血、肾脏综合征）及五期（发热期、低血压期、少尿期、多尿期、恢复期）的临床经过。多发生于低洼潮湿、草木丛生的新开垦地域，每年以 5~6 月和 11 月至翌年 1 月为病发高峰期，属于中医学的"冬温时疫""伏气瘟疫""疫斑""疫疹"等范畴。

本病疫毒的基本特点是热毒先犯太阳肺卫，随即迅速攻取三焦，控扼水谷之道，逼迫热毒逆传心包，攻击"三心"，且很快闭锁中道冲脉，使中道冲脉形成瘀血，气血不能上行而血压低，不能下行而尿闭结，不能运化于中土而呕吐、腹痛；且"三心"遭受攻击而神昏、烦躁、惊狂、皮肤斑疹隐隐，形成血瘀性出血。所以清热解毒、活血化瘀、通利二便是治疗本病的首要大法。

普通的偏远地区的设备简陋的医务人员，面临此证，可以有如下考虑。

（1）病之初发，邪在太阳肺卫，牵连三焦，症见：恶寒，发热，头、腰、眼眶疼痛，眼球结膜水肿、充血、出血，酒醉貌，软腭、腋下或有出血点，食欲减退，恶心呕吐，腹痛腹泻，舌薄白稍腻或黄腻，脉数。

处方：银翘散、藿朴夏苓汤，达原饮加减（金银花 20g，连翘 10g，竹叶 6g，黄芩 12g，玄参 12g，薄荷 12g，苇根 12g，白茅根 20g，藿香 10g，佩兰 10g，槟榔 10g，厚朴 10g，滑石 15g，半夏 10g）。

考虑先用 1~2 剂药，让患者 1 天服完，以辛凉宣透，解毒利湿，点穴膜原。令毒邪分割于六经。

（2）随即可考虑使用陕西中医学院附属医院的经验方，卫气营血与三焦合治，直捣病毒黄龙。

处方：清热解毒汤（板蓝根 30g，金银花 30g，生石膏 60g，知母 15g，生大黄 6g，丹参 30g，生甘草 10g，玄参 30g，白茅根 60g），每日 1~2 剂。

（3）出现低血压休克期，症见壮热面赤，瘀斑衄血，渴欲冷饮，心烦肢冷，血压下降，舌红、苔黄燥，脉沉数。此乃冲脉、三焦形成瘀血，热毒煎灼所致，故泻火解毒凉血，化瘀通经导滞。

处方：解毒化瘀升压汤（栀子 15g，生石膏 30g，生大黄 15g，枳实 15g，丹参 15g，玄参 30g，桂枝 6g，黄精 30g），另加水蛭粉冲服，每日 3 次，每次 3g。

（4）对于少尿期，治当增液通便，活血利尿。

处方：增液承气汤加减［生地黄 30g，玄参 30g，麦冬 24g，生大黄 15g，芒硝（冲服）18g，桃仁 10g，栀子 15g，丹参 15g，白茅根 60g］。

（5）对于多尿期和恢复期，凡肾阴亏虚者，以六味地黄汤加减；中气虚者，以参苓白术散加减；胃阴不足者，用益胃汤加减。

四、脊髓灰质炎——夏秋疫

本病又称小儿麻痹症，是由脊髓灰质炎病毒引起的急性传染病。临床表现为发热，咽痛，肢体疼痛，头痛，以及腹痛腹泻，恶心，呕吐，食欲减退等，如果再有多汗、烦躁不安、嗜睡、重度头痛、颈背肢体疼痛，感觉过敏或异常，咽痛而无明显炎症，此时可考虑脊髓灰质炎。

本病夏秋季节的发病显著高于冬春季，属于中医学"暑温""暑湿""伏暑""软脚瘟""疫痿"等范畴。

脊髓属肾，肾主水而生髓。然脊髓的灰质正好在脊髓的中央部，属中医的中央脾土。这个中央"土"（灰质）正好在"水"（脊髓）的中央。水无土则散亡，土无水则不能生物，土水相合，则万物生生不息。

脾主四肢，主肌肉，古医家语"治痿独取阳明"。小儿麻痹症及湿毒疫气挟风，直入中道，损害三焦，逆传心包，侵犯督脉，脊髓，令少阴、阳明之气，不得伸展而成痿痹。故治疗本病，必须处处关注少阴与阳明中土的湿热毒疫之进程变化，给予及时果断处置。

（一）邪犯肺胃

主症：发热，咳嗽，咽痛，头痛，汗出，全身不适，纳呆少食，恶心呕吐，腹痛腹泻等，舌质红、舌苔薄白，脉濡数。

治则：祛风解表，清解湿毒。

处方：葛根芩连汤加减（葛根 15g，黄芩 10g，黄连 6g，金银花 15g，连翘 10g，生石膏 18g，滑石 12g，全蝎 6g，蜈蚣 1 条）。

（二）邪窜经络（瘫痪前期）

主症：发热，汗多，烦躁或嗜睡，拒绝抱抚，转侧不利，肢体疼痛。热入心包者可见神昏，谵语，抽搐，舌质红、舌苔腻，脉濡细而数。

治则：清热解毒，通络利湿。

处方：二妙丸加减（苍术 12g，黄柏 10g，薏苡仁 20g，滑石 12g，牛膝 12g，地龙 10g，络石藤 15g，秦艽 10g，厚朴

10g，桃仁 10g，红花 10g），热毒入心犯肝者，用安宫牛黄丸或至宝丹。

（三）气虚血瘀（瘫痪期）

主症：肢体呈弛缓性麻痹，吞咽呛咳，呼吸肌麻痹。

治则：活血补气，祛风通络。

处方：补阳还五汤加减（黄芪 20g，当归 10g，川芎 10g，赤芍 10g，地龙 10g，桃仁 10g，红花 10g）。

湿热未清者，加苍术 10g、黄柏 10g；上肢瘫痪者，加桂枝 5g、桑寄生 12g；下肢瘫痪者，加秦艽 10g、牛膝 10g、川续断 10g。

小儿麻痹症，在热退之后，即应及时针刺治疗。针刺穴位刺血拔罐法值得重视开发。重点穴位是：曲池、大椎、肾俞、足三里、委中等。

五、流行性乙型脑炎——夏秋疫

本病由乙脑病毒引起的以心脑中枢神经系统为主要病变的急性传染病。以蚊虫为传染媒介，有明显的季节性，好发于夏末秋初，80%~90% 集中在 7~9 月，随各地气候、流行高峰可提早或推迟 1 个月。相当于中医学"暑温""湿温"范畴。

本病发病急骤，临床主要症状为高热、头昏头痛、嗜睡、惊厥抽搐、昏迷、呼吸衰竭及脑膜刺激症状等。一般乙脑可分为以下四型。

（1）轻型：体温 38~39℃，神志清楚，仅有轻度头痛，呕吐，嗜睡，无抽搐。多在 1 周左右恢复。

（2）普通型：体温在 39~40℃，烦躁，嗜睡，昏迷或浅昏迷，头痛，呕吐，脑膜刺激征明显，并偶见抽搐。病程 10 天左右，大多无后遗症。

（3）重型：起病急，高热 40℃左右，见神志昏迷，有反复或持续性抽搐，可能发生呼吸衰竭。病程常达 2 周以上，恢复期有不同程度的神经精神症状。

（4）暴发型：体温迅速上升至 40~41℃及以上，深昏迷，反复或持续抽搐，常于 3~5 天发生呼吸、循环衰竭而死亡，幸存者常有严重后遗症。

兹据有关文献介绍以下两个专方。

（一）石膏大青叶汤

处方：生石膏 60g，大青叶 20g，板蓝根 30g，金银花 20g，连翘 15g，知母 15g，玄参 15g，牡丹皮 15g，竹叶 6g，甘草 6g。

兼有表证者，去玄参、牡丹皮，加豆豉、薄荷、牛蒡子；有表证而偏于湿盛者，加藿香、佩兰、滑石、槟榔，或香薷饮加减；神志模糊嗜睡者，加石菖蒲、郁金，或用牛黄清心丸；轻度抽搐、惊跳者，加钩藤、僵蚕；并发痰阻者，用鲜竹沥。

（二）泻火解毒汤

处方：生大黄（后下）20~30g，玄明粉（冲服）15~25g，生石膏（先煎）60~120g，知母 20g，蝉蜕、钩藤各 15g，生地黄、板蓝根、金银花、太子参各 25g，甘草 10g。高热者，加羚角粉、紫雪散、寒水石。昏迷者，加石菖蒲、郁金、远志；

抽搐者，加地龙、僵蚕；痰鸣者，加鲜竹沥、天竺黄、陈胆南星。

用法：每日 1 剂。分 4 次煎服。每次煎成 200~250mL，经鼻管缓慢注入。一般服药 4~7 小时即大便通泻，每日 3~6 次，至大便清稀无浊臭停服泻下药。

上方主要针对重症乙脑，在治疗上早期即果断使用通下之法，具有对重症乙脑迎难而上，达到迅速排毒，控制高热抽搐、呼吸衰竭等目的。

中药预防：大青叶 30g，板蓝根 30g，甘草 3g。水煎作茶饮。或鲜荷叶、冬瓜皮各 30g，菊花 45g，滑石 18g，甘草 3g，连服 3~5 天。

六、霍乱——夏秋疫

霍乱是由霍乱弧菌所致的烈性肠道传染病，起病急骤，传播迅速。夏秋季多见，属中医学"霍乱""时行霍乱""绞肠痧""吊脚痧"等范畴。基本病变为弧菌肠毒素引起小肠分泌性腹泻，临床特点是起病急骤、剧烈吐泻、排泄大量米泔水样肠内容物、脱水、肌痉挛和尿闭，迅速导致周围循环衰竭。

霍乱是一种古老的传染病，自古以来一直是印度恒河流域的一种地方流行病。1961 年以后又在埃及发现另一种变异的霍乱弧菌，命名为埃尔托生物型，称为副霍乱，现统称为霍乱。

中医学的"霍乱"病名，包括急性胃肠炎、细菌性食物中毒及现代霍乱、副霍乱等。故近代中医结合临床特点，将急性胃肠炎等称为"类霍乱",而将霍乱、副霍乱称为"真霍乱"以示区别。

典型病例的病程可分为三期：

泻吐期：起病即有剧烈腹泻，继而呕吐，一般无发热、腹痛或里急后重。腹泻次数多且量大，每日 2 000~4 000mL，严重者可达 8 000mL 以上。粪便初为黄水样便，以后呈米泔水样，少数可为血水便。本期持续数小时至 1~2 日不等。

脱水虚脱期：因严重吐泻，经 4~12 小时后进入脱水期。其中轻型，尚无脱水表现。而重型会出现休克、血压低、无尿状态。还有一种干性霍乱：大量渗出的肠液进入肠腔，同时伴有肠麻痹，未及吐泻即出现循环衰竭，于发病 12 小时内死亡。

反应期及恢复期：经过正确治疗，多数患者症状消失。约三分之一患者出现反应性发热，小儿可有高热，发热于 1~3 日自行消退。

（一）寒霍乱

主症：暴起呕吐下利，泻下清稀，或如米泔，不甚臭秽，胸胁痞闷，腹痛，四肢清冷，舌苔白腻，脉濡缓。

病机：秽浊寒湿壅阻中焦，阳气受阻清浊不分。

治则：芳香化湿，温中散寒。

处方：藿香正气散加减（藿香 10g，茯苓 10g，白术 10g，苍术 10g，法半夏 10g，陈皮 10g，厚朴 10g，丁香 6g，苏叶 10g，甘草 5g，神曲 15g，大腹皮 10g）。

若阳伤转筋者，可用附子理中汤，可用食盐填脐，以艾炷灸之。

（二）热霍乱

主症：吐泻暴起，呕吐如喷，泻下恶臭或如米泔，发热口渴，心烦脘闷，头痛，腹中绞痛，甚则转筋拘挛，小便短赤，舌苔黄腻，脉濡数。

病机：湿热秽浊郁遏中焦，脾胃受伤。

治则：清热化湿，辟秽泄浊。

处方：燃照汤加减凉服（栀子 10g，黄芩 10g，黄连 10g，厚朴 10g，半夏 10g，白豆蔻 6g，木瓜 10g，蚕砂 10g，滑石 10g，吴茱萸 5g）。

药难进者，可先服玉枢丹（山慈菇、续随子、大戟、麝香、雄黄、朱砂、五倍子），玉枢丹又有称紫金锭者。

热深厥深，真热假寒，症见唇甲发绀，四肢厥冷，自汗，腹痛呕吐酸秽，泻下臭恶，烦躁不安，神志昏迷，呼吸急促，苔黄腻，脉沉伏者，可用白虎汤合紫雪丹。

（三）干霍乱

主症：腹中猝然绞痛，欲吐不吐，欲泻不泻，烦躁闷乱，面青而紫，四肢厥冷，头汗直出，脉伏，许多尚未见吐泻即已死于循环衰竭。

病机：暑湿秽浊阻遏中焦，气机壅塞，上下不通。

治则：辟浊解秽，利气宣壅。

处方：烧盐方合玉枢丹（先用烧盐方：食盐烧热汤，调服，以指探吐。一经吐出，气机宣通后，再予玉枢丹 3g，磨碎，开水冲服）。邪出之后用藿香正气散善后。

经如上抢救之后，仍然留有上症，欲泻不泻者，可用厚朴汤（高良姜 15g，厚朴 15g，枳壳 15g，槟榔 10g，大黄 10g，芒硝 10g）。同时可以针刺十宣穴、委中穴出血；刮痧疗法用于干霍乱，有助于邪气外出。

第三节　时温杂症

有不少时病，在证候、发病机制上，类似于温病，但又不是温病。有些是某些温病引起的后遗症、后发症。在辨证治疗方面，会更多地引入中医的"脏腑辨证"法。兹举要叙述如下。

一、中暑

中暑是夏季发生的独特的疾病，是人的机体外受酷暑，内伤阳明心肾而成。"先夏至为病温，后夏至为病暑"。凡夏至之后，即要警惕中暑的发生。

（一）中暑阳证（又称"伤暑""先兆中暑"）

主证：头昏涨痛，身热烦躁，口渴，出汗，思冷饮，胸闷，气促，四肢无力，皮肤干燥，红热，舌质红，苔薄黄，脉洪数或虚数。

病机：暑热由表而犯阳明，腠理空疏，热郁气分，气津两伤。

治法：清热解暑，益气生津。

处方：白虎汤合清络饮加减（生石膏 30g，知母 12g，麦冬 20g，滑石 12g，甘草 6g，金银花 15g，连翘 12g，西瓜翠衣 10g，竹叶 10g，扁豆花 12g，芦根 30g）。

气短脉虚细甚者，加党参、沙参、黄芪；兼有湿象者，加苍术。

（二）中暑阴证

主证：身热汗出，神疲倦怠，胸满气短，不思饮食，大便溏泄，脉洪而缓；亦有大汗不止，或吐泻频繁，面色苍白，烦躁不安，四肢厥逆，汗出如油，甚者呼吸浅促，不省人事，脉细微欲绝。

病机：暑热耗气，阴液外泄，气阴两虚，终至气阴两脱，甚至元阳走失。

治则：益气固脱，兼以育阴和胃。

处方：生脉饮加山萸肉（人参 10g，麦冬 20g，五味子 6g，山萸肉 10g）加减。

中气胃气受损，挟湿伤食者，可用李东垣的清暑益气汤加减（黄芪、苍术、白术、升麻、陈皮、神曲、泽泻、麦冬、青皮、五味子、当归、黄柏、葛根、人参）。

突然昏倒，神志不清，脉微欲绝，元阳欲脱者，用生脉饮合参附龙牡汤（人参、制附子、五味子、麦冬、龙骨、牡蛎）加减，可加用苍术、白术、藿香等。

兼见神昏者，可合用苏合香丸以芳香开窍。

（三）暑热蒙心

主证：高热躁扰，面红耳赤，汗出，口渴欲饮，猝然昏倒，不省人事，舌红、苔黄少津，脉象洪数。

病机：暑热邪气，深入心营，灼液为痰，暑热挟痰蒙蔽心窍。

治则：清暑凉营开窍。

处方：选用安宫牛黄丸或至宝丹、紫雪丹开窍，继用白虎汤合清营汤加减。

（四）暑热动风

主证：高热躁扰，汗出，胸闷，头涨眩晕，猝然昏倒，抽搐痉厥，甚则角弓反张，舌质红，脉弦数。

病机：暑热内炽，阴液耗损，肝失营养，热损生风。

治法：滋阴清热，息风止痉。

处方：三甲复脉汤加减（生地黄 15g，白芍 12g，麦冬 15g，牡蛎 15g，鳖甲 15g，龟板 15g，甘草 6g，钩藤 15g，全蝎 6g，羚羊角 1g）。

或用羚羊钩藤汤加减［羚羊粉（冲）3g，钩藤 18g，菊花 15g，桑叶 18g，生地黄 24g，贝母 10g，生石膏 30g，知母 12g，全蝎 10g，蜈蚣 1 条，甘草 3g］。

对于中暑，刮痧、针灸疗法均可及时选用。

二、小儿夏季热

主证：入夏后长期发热不退，多饮、多尿、无汗，久则形体消瘦，精神困倦，舌红、苔薄黄，脉数。

病机：素体正气不足，肺胃阴虚，暑热扰动，耗气伤阴。

治法：清暑益气。

处方：青蒿 10g，藿香 10g，佩兰 10g，生地黄 10g，沙参 10g，地骨皮 10g，滑石 10g，竹叶 10g，甘草 5g，鲜芦根 15g。5 剂水煎服。

体虚纳呆便溏者，类似"中暑阴证"，可用下方：党参 10g，白术 10g，山药 10g，云苓 10g，砂仁 2g，藿香 5g，黄芪 2g，制附子 2g，补骨脂 5g，甘草 3g。水煎服。

三、痧证

痧证是由于感受四时不正之气，或为秽浊毒邪化热凝聚，使气机闭塞，气血瘀滞而引起的内科急症。

其特点是突然头晕，头痛，脘腹胀闷、绞痛，欲吐不吐，欲泻不泻，四肢挛急，甚至昏厥，唇甲青紫，多在肘窝腘窝、颈前两旁见青紫痧筋。夏暑季节多发，以胃肠中焦反应为主。

现代医学对痧证的研究还不足，不完全明白这个痧证到底是什么病。大致的看法有以下几点，即痧证，可以是一个独立的疾病；也包含其他一些温病，比如干霍乱又叫霍乱发痧；也可以合并一些杂症出现，比如中暑又称中暑发痧。即所谓"痧与杂症往往相兼而发"。

说痧证是一个独立的疾病，其主要标志是什么呢？近有医家认为其必须具备以下两点：①身体肢腹明显胀感；②出现青紫痧筋。所以清代郭右陶论治痧病的书名是《痧胀玉衡》，便突出一个"胀"字。而书中内容强调刮痧、放痧（刺血），是在"青紫痧筋"上下功夫。

也有推测，是胃肠系统先有热毒聚积不化，门静脉系统排毒不畅，毒血浓缩，导致身体微循环系统障碍，加上暑气相犯导致痧证出现。该证也可以合并其他杂症和温病发作。

痧证在广大的乡村、厂矿、山林、工地等地带普遍发生，来势凶险、紧急，症状怪戾。清代医家郭右陶认为痧为热毒引起，"夫痧者，热毒也"，治则是"热毒用药宜凉不宜温，宜消不宜补"，并指出"怪病之谓痧，而痧之为怪，更有甚于痰也"。

兹简述几个治痧方法。

（一）热痧

主证：骤然脘腹闷痛，欲吐不吐，欲泻不泻，口有酸腐臭味，发热、头痛、身热不宁，四肢酸楚，发胀，或见拘急，舌红、苔黄，脉数而濡。

病机：暑湿内阻，胃肠壅闭。

治法：清暑利湿，辟浊除秽。

方药：连朴饮合甘露消毒丹加减（黄连6g，厚朴6g，石菖蒲10g，郁金6g，栀子10g，半夏10g，黄芩10g，贝母6g，藿香10g，槟榔10g，连翘10g，薄荷10g，滑石10g）。

病势重者，先服玉枢丹（山慈菇、续随子、大戟、麝香、雄黄、朱砂、五倍子）芳香开窍；中焦食积症状不明显者，可以试用"痧证普通方"（荆芥6g，薄荷6g，金银花10g，连翘

10g，白僵蚕 10g，蝉蜕 10g，皂刺 10g，槟榔 10g，黄芩 6g，郁金 6g，莱菔子 6g，青皮 6g）。

（二）寒痧

痧为热毒，所谓寒痧或为假象，或为寒包热，或为短暂"乍寒"。

主症：突发腹胀腹痛，喜暖喜按，呕恶不适，肢冷麻木，唇青舌紫，神倦短气，面色苍白，舌淡脉微。

病机：寒湿骤然犯中，体内深层阳气被遏。

治法：芳香祛痧。

处方：三香丸（木香、沉香、檀香、砂仁、莱菔子、五灵脂）加减，先开中焦痧滞，继用黄连香薷饮，慢慢调服。

（三）绞肠痧

主症：起病急剧，腹中绞痛，频频发作，肢麻拘急，欲呕不出，唇甲青紫，脉实而伏，舌暗苔腻。

病机：湿阻中焦，气机闭塞。

治法：辟秽化浊，消滞通窍。

处方：槟榔四消丸（槟榔、大黄、山楂、砂仁、厚朴）加减。亦可用玉枢丹（苍术、雄黄、沉香、丁香、木香、郁金、朱砂、蟾酥、麝香）0.2g 先服。

以上均宜及时用刮痧、放痧疗法。其中放痧刺血的主穴为委中、曲泽、金津、玉液、十宣、百会、印堂、太阳。

四、疠气病

"天气病则为疫，地气病则为疠"，这是清代高士宗解读《素问·刺法论》的一句名言。在高士宗看来，疫病主要指各种温病，具有发病急骤、强烈传染性，伤人甚烈的热性病。而疠病，随地气之缓，故相对于温病，发病稍缓，多不传染。疠气病多内挟痧毒之气。痧多怪症，所以挟痧毒的疠气病也多怪症，且多有伏热。

疠气病是一个大的病群，与现代医学免疫性疾病的关系密切。现代医学的免疫性疾病，诸如系统性红斑狼疮、类风湿关节炎、系统性硬化症、干燥综合征、白塞病、银屑病、湿疹、溃疡性结肠炎、桥本氏甲状腺炎、支气管哮喘，某些糖尿病等多种免疫性疾病，大多可归为疠气病。

疫与疠可以互相转化。疠气病有不少是温病激发，诱发而成。

正如《内经》反复指出，许多疠病特别适合用针灸、刮痧、放痧疗法。正确、及时运用中药和针灸、刮痧、放痧疗法，对于防治、化解妇女、儿童的许多疠气引发的怪症，尤有重大临床意义。兹叙述以下几种。

（一）痘疹攻目

主症：小儿患麻疹、痘疮等，引起眼胞红肿，眵泪交作、畏光疼痛，久闭难睁，白珠（球结膜）充血，角膜起翳，甚至角膜溃疡，而导致失明。

病因：体内原有热毒，感受外邪，热毒不能向外透达。若有医者初起就过度使用苦寒清热之品，或过用升麻、葛根之类，有可能出现体表凉遏冰伏，而热毒反而上窜至眼目。

治则：宜分成两个阶段施治。痘疹初起，身热口渴，眼红流泪时，或疹在皮肤之间隐隐发出红点如物影之摇动，似有似无时，宜内清热毒，外解时邪。

处方：张望之清解散（儿童药量）（党参 4.5g，生石膏 12g，西滑石 6g，荆芥 10g，槟榔 5g，枳壳 5g，金银花 6g，生甘草 1g）。

口渴者，加玄参、花粉；发热甚者，加地骨皮。切忌用白术等补之。

如果失治、误治而目已被伤者，眼胞红肿，白睛赤丝，用上方（张望之清解散）减党参，加桑白皮、地骨皮、白薇等。

若角膜起翳，但眼不红不痛，用四物汤加白蒺藜、谷精草、升麻、玄参。

若角膜溃疡凹陷，用玄参、当归、何首乌、黄柏、黄芪、生甘草、三七参。

若角膜凸起（虹膜脱出），用黄芪、金银花、连翘、大黄、当归、玄参、荆芥、三七参、甘草、羚羊粉。

以上均宜在太阳、委中、足三里等穴刺血排毒。

（二）小儿青盲（儿童视神经炎及皮质盲）

本症多是温热病所造成的一种眼病，也可以说是疠气挟瘀毒入目。

主症：高热（如脑炎、麻疹、流感等）后，忽然视力极度下降，甚至只有光感。这是小儿青盲的前驱症。若失治、误治，迁延日久，往往多失明，而外眼正常，成为青盲（视神经萎缩）。并且有的伴有夜卧多惊，呕吐痰涎、黄汁等。

病因：高热令小儿气血津液不耐消耗，脉络失损。体内痧毒生于中焦，上攻于心、脑、目，则有夜惊，呕吐痰涎等证。

治则；清热解郁。

处方：张望之《眼科探骊》白虎化郁汤：生石膏 12g，党参、金银花、牡丹皮、当归各 10g，麦冬 15g，茺蔚子、女贞子各 12g，栀子 6g，石菖蒲 3g，生甘草 2g。

有抽风者，可加蜈蚣、钩藤；大便溏者，去栀子、牡丹皮，加滑石、车前子；大便干者，加番泻叶；神志不清者，加朱茯神、牛黄（冲服）、莲子心等，甚者将生石膏加倍；吐稠痰或兼咳嗽者，加川贝母、紫菀；脾胃虚弱、纳差便溏、体质差者，去生石膏、牡丹皮、栀子、茺蔚子、女贞子、麦冬，加白术、茯苓、炮姜、枸杞子、菟丝子。

大凡此类病证，多与痧毒暗藏有关，均宜及时采用针灸和刺血排毒之法，主要穴位：委中、太阳、大椎、百会、阳白。急性期刺血可以 3 日一次，恢复期 7 日一次，连用 1~10 次，刺血之后多要加真空罐吸拔。

五、白塞病

白塞病是以口、外生殖器溃疡和眼部病变为特点的综合征。可累及皮肤、胃肠道、心血管、中枢神经、关节、肺等多个脏器。

此乃各种病毒、链球菌、结核菌感染，在身体内部形成疠气痧毒。疠痧热毒聚于中焦，损毁经络脉道，上攻眼目、口腔；下攻腰府、生殖器；中则伤及心、脾、血分。导致经络脉道逐渐瘀塞不通。

治则：通经化瘀、清解痧毒。

处方：一般先用黄连泻心汤加减（黄连 10g，黄芩 15g，半夏 15g，大黄 3g，牡丹皮 24g，丹参 20g，枳壳 10g，甘草 15g，雷公藤 10g）以治其标。

肝胆湿热重者，加茵陈 30g、当归 12g、龙胆草 10g；肝肾阴虚者，加生地黄 20g、熟地黄 10g、玄参 10g、知母 10g、枸杞子 12g、山药 20g、地骨皮 10g；脾虚纳差者，加黄芪 18g、太子参 18g、白术 12g、茯苓 10g、薏苡仁 20g、砂仁 5g。

该病进入中期，可以用升阳益胃汤加减（党参 30g，黄芪 30g，茯苓 30g，白术 15g，地骨皮 20g，黄连 15g，苦参 20g，土茯苓 20g，半夏 15g，陈皮 15g，防风 15g，羌活 15g，独活 15g）。

雷公藤亦可换成雷公藤总苷片，每次 10~20mg，每日 3 次。

本病亦要及时针灸和适当刺血排毒，主要穴位：太阳、大椎、委中、足三里、心俞、肝俞、脾俞、中都、蠡沟。穴位刺血之后，要加中空罐吸拔，每次选 3 个穴，每 7 日刺血吸拔 1 次。

六、疬瘿（亚急性甲状腺炎，桥本氏甲状腺炎）

疬瘿为甲状腺部位的病患，常说是女性的"专利"。

中医学认为男主气、女主血。女子先天在肝，因为肝藏血，肝为血脏。而诸"腺"多归肝，诸如甲状腺、胰腺、子宫中的腺体、乳腺等，均与肝气密切相关。

临床观察，各种呼吸道感染（温病）之后，可能诱发、引发、并发诸如甲状腺炎、糖尿病、妇女痛经、乳腺疼痛等疾患，以及各种妇科、儿科疑难杂症。

（一）亚急性甲状腺炎

主症：初期有咽痛，头痛，全身乏力，有轻度或中度发热，个别可高达 39℃ 以上。甲状腺部位疼痛，可向下颌、耳、牙床及枕骨放射，可因咳嗽、吞咽、转头使疼痛加剧。触诊有明显压痛。

治疗：病初可选银翘散加减（金银花、连翘、十大功劳叶、桔梗、夏枯草、牡丹皮、川芎、三棱、莪术、生牡蛎）。

病久若出现甲状腺功能减退，阳虚内寒者，方选四君子汤合阳和汤加减（党参、太子参、白术、甘草、炙麻黄、鹿角片、白芥子、半夏、丹参、当归、熟地黄）。

单方验方：

（1）雷公藤片，每次 2 片，每日 3 次，病愈后可继服 10~30 日。

（2）龙胆解毒汤：龙胆草 15g，柴胡 10g，黄芩 10g，栀子 10g，连翘 10g，郁金 10g，川楝子 10g，合欢花 10g，鱼腥草

30g。

可用积极的针灸和适当刺血排毒法，主穴：大椎、肺俞、风门、风池。

（二）桥本氏甲状腺炎（慢性淋巴细胞性甲状腺炎，也称自身免疫性甲状腺炎）

本病患者常合并其他免疫性疾病，如糖尿病、干燥综合征、系统性红斑狼疮等。如果女子平时精神抑郁不舒，月经前后，再逢六淫外感，则易患本病。每逢夏季烦躁时，该病发生率明显上升。

主症：甲状腺呈弥漫性，质地硬韧的，无痛的轻度或中度肿大。咽部不适，甲状腺功能偏低，就诊时 40%~45% 的患者甲状腺功能减退，5%~10% 的患者甲状腺功能亢进。

甲状腺功能减退症状有畏寒，怕冷，食欲减退，大便秘结等，甚而有黏液性水肿，心动过缓等。

甲状腺功能亢进症状有怕热，多汗，食欲亢进，大便增多，心悸，易激动，乏力，心动过速，手颤等。

治疗：理气化痰、滋补肾阴，处方以柴胡疏肝散合六味地黄丸加减（柴胡 9g，郁金 12g，香附 10g，山萸肉 12g，川芎 10g，牡丹皮 12g，知母 10g，当归 10g，贝母 6g）。

阳虚者，加服金匮肾气丸。

本病宜及时采用针灸和有计划地择期采用适当的刺血排毒法，以截断患者的各种可能的并发症，消除各种隐患。

主要穴位：风池、身柱、足三里、三阴交、肝俞、脾俞、肾俞。

第三章　时气杂症

时气杂症，首先包括本书中篇举要叙述的伤感杂症、时温杂症。这两类杂症已经构成了时气杂症的主干。

其中，伤感杂症多与普通感冒相关，时温杂症多与四时瘟病相关。

这里继续谈时气杂症，主要是从中医"内时气"的角度观察探讨多种杂症。

"内时气"，本书上篇第一章已经多有说明，可以参阅。简言之，"内时气"又称"内气"，凡是人的生理上固有的各种周期性变化和节律现象，都是"内时气"的一种表现。女性月经的月周期节律性就是人体重要明显的生理节律之一。这个节律一旦发生变化、紊乱，或者围绕这个节律出现异常不良反应，均属于"时气杂症"，均需要进行必要的医疗干预。

最值得关注的是，人体的各种生理节律变化，与中医的五脏"本神"与"元神"的关系十分密切。所谓本神，类似于现代医学的自主神经系统，或自主神经系统及其功能；元神，类似于现代医学的大脑中枢系统及其功能。人体的"内时气""内气"的运行，就是在人体的元神、本神的不断调节、不断控制之中展开。

比如，女性的月经一旦出现紊乱或六淫干扰，往往就会诱发神志问题。即如《伤寒论》曰："妇人伤寒发热，经水适来，昼夜明了，暮则谵语，如见鬼状者，此为热入血室。"

"内时气"正常，即表示正气旺盛。《素问·刺法论》指出："正气存内，邪不可干。"而正气强固，即表示脑气正常。所以紧接着上句论断，《内经·刺法论》又说"气出于脑，即不邪干"，意思是正气按时出入于脑，则邪气不能侵犯。

"内时气"与"脑气"息息相关，与"本神""元神"密不可分。由此发生的各种杂症，属于时气杂症的一大类别。时气杂症，包括三大方面，即伤感杂症、时温杂症及"内时气"与"脑气"息息相关的各种杂症。伤感杂症多与普通感冒相关；时温杂症多与四时瘟病相关；"内时气"与"脑气"障碍性杂症多与生理节律失调相关。

以上三类杂症也时常在互相交叉、重叠中展开。其各种证候变化万千。上面介绍了伤感杂症和时温杂症，以下仅介绍几种"内时气"与"脑气"失常引出的时气杂症。

一、经闭目痛与桃红四物汤

主症：①妇女忽然闭经后，眼疼痛难睁，常伴有头痛目眩、五心烦热、心情郁闷不舒、皮肤和大便干燥，甚或咳嗽、眼角膜起云翳，平时月经多紫黑、血腥逼人，少腹疼痛拒按，舌红或紫有瘀斑，苔薄黄而燥或无苔，脉弦细。②月经往往由量少渐至闭停，头晕目空痛，面黄，纳差腹胀便溏，神情疲惫，做事打不起精神，或少腹冷痛，四肢不温，舌淡、苔白腻，脉缓弱。

治则：

对于第一种，属于血瘀闭经目痛，治宜活血化瘀。用张望之内障症主方合桃红四物汤加减（桃仁12g，红花10g，当归10g，牡丹皮20g，川牛膝10g，生蒲黄10g，延胡索10g，香附12g，山楂12g，川芎6g）。便干者，加大黄；闭经年久者，加水蛭，或用抵当汤。

对于第二种，属于脾肾不足导致经闭目痛者，治宜补益气血。用六君子合当归补血汤加减（党参15g，白术15g，云苓18g，黄芪15g，当归12g，川牛膝10g，乌药10g，桂枝6~10g，炙甘草3g）。少腹冷痛甚者，加小茴香；便溏者，重用白术，减川牛膝。（以上参考张望之《眼科探骊》）

上面治疗重点使用了桃红四物汤，这是治疗时气杂症的一个重要"时方"，与《伤寒论》的桃核承气汤、抵当汤、大黄䗪虫丸等同属一类。

凡是闭经引起的顽固性失眠、狂躁症、继发性癫痫、头痛、严重健忘症等均可考虑用上法治疗。同时，可以用刮痧、刺血法。刺血主穴：中都、蠡沟、委中、关元、气海、身柱。

二、复发性口腔溃疡、胆石证与乌梅丸

【病案举例】

孙某，女，50岁，工人，2010年5月初诊。

患者自述绝经数年，口腔不断溃疡，舌下溃疡严重，唇部同时几处圆形溃疡，言语、进食困难，开始 10 天左右愈合。2010 年每个月复发。平素畏寒喜暖，口苦思凉饮，饮冷则胃腹痛胀，舌红、苔如地图，心烦易怒，脉紧。

处方：乌梅丸加减（乌梅 10g，炙甘草 10g，黄连 10g，黄芩 10g，干姜 5g，附子 5g，桂枝 3g，党参 12g，玄参 15g）。5 剂，水煎服。服后大轻，守方再 5 剂，病愈。

2013 年 11 月二诊。自述患有充满性胆囊结石、胆囊炎，经常腹痛腹胀，近来每半夜会有胃部疼痛，痛则狂闷欲死，因要出差月余，望能出一药方，以解除苦痛，保障在外的安全。

处方：仍用乌梅丸加减（乌梅 15g，黄连 10g，黄芩 15g，干姜 5g，附子 5g，桂枝 5g，细辛 5g，桃仁 12g，郁金 12g，金钱草 20g，枳壳 12g，炙甘草 10g，党参 18g，神曲 30g）。15 剂，水煎服。服 1 剂胃脘痛（胆绞痛）即止，在外地连服 30 剂，顺利完成出差任务。

据统计，胆结石、胆囊炎的疼痛发作，70% 的患者是在半夜 11 时至凌晨 1 时。对这类时气杂症，乌梅丸加减有良好效果。

三、青春期型精神分裂症与小柴胡汤

青春型的一些精神病症，发于青春期，起病急，病情发展较快，但若及时治疗，效果亦较好。

【病例举例】

史某，男，21 岁，未婚，工人，素无疾，家族无精神病患者。因婚恋纠纷，忽然头痛，不寐，站立不稳，开始10天一犯，逐渐3~5天一犯，犯时头撞墙壁，口中吐沫。邀余诊视，观其舌红、苔薄黄，思冷饮，不畏寒而忌热，脉浮弦数。此属肝胆郁火上冲，痰蒙心窍，用小柴胡汤合泻心汤加减（柴胡12g，黄芩15g，黄连6g，半夏10g，甘草6g，胆南星5g，郁金10g，枳实10g）。5剂，水煎服。同时，用针刺刺血，取穴：太阳、百会、心俞、足三里，刺血后用真空拔罐。

以后1个月患者曾又去多家三甲医院专科治疗，自感效果均不如中医之法。继仍请余针灸。依上法加减处置，月余病患痊愈。

周某（本案引用有关文献），女，23岁，未婚，工人。因惊吓而月经中断，至第4天出现发热，头痛，不寐，烦躁不安。2天后出现时哭时闹，时而欲走，时而惊恐，自语有人欲捕杀之。某精神病院诊为青春期精神分裂症。患者反应极度敏感，见人惊恐万状，怒目视人，不识亲疏，大便5~6日未行，小便自利，脉弦，舌红、尖有瘀点，苔薄黄。此正如《伤寒论》的月经忽断，血证发狂之证，以小柴胡汤加减［柴胡25g，白芍25g，黄芩15g，半夏15g，党参20g，生鸡内金20g，甘草10g，琥珀（冲）15g，当归15g，桃仁10g，红花10g，生大黄（后下）8g］。5剂，水煎服。上药用2剂，先有腹痛，后解大便2次，5剂用完，睡眠明显好转。上方去大黄、鸡内金加香附、乌药，再服5剂。药尽后月经来潮，于小柴胡汤原方加益母草20g、白术20g，5剂调治，形如常人。

女性对"内时气"的运行十分敏感。故忽然的月经中断，出现体内节律障碍，可能诱发一些精神疾患。中医学一两千年前即发现此特点，且找到有效治法，令后人叹喟。

四、漏汗（"本神"慢性自主神经紊乱）与桂枝汤

【病案举例】

董某，女，48 岁，工人，1991 年 6 月初诊。自述身体随时出汗，冬季稍轻，夏季反而加重，往往湿透衣衫，既恶风畏寒，又汗出发热，汗出则气短乏力，心烦躁不安，连续多年不愈。观其舌红苔薄干燥发黄，其自述口渴喜冷饮，脉弦数。这是一种慢性的太阳营卫不和证，且内有阳明郁热，本神失调，治宜调和营卫，用桂枝汤加生石膏兼清阳明（桂枝 5g，白芍 10g，太子参 15g，生石膏 15g，麦冬 12g，甘草 6g，桃仁 10g，丹参 12g）。3 剂，患者自感大轻。再守方 5 剂，痊愈。

上面所述 4 个病例，分别使用了桃红四物汤、乌梅丸、小柴胡汤、桂枝汤进行加减。桃红四物汤主要是调和气血；乌梅丸主要是调和阴阳、寒热、虚实；小柴胡汤主要是调和肝胆、脾胃；桂枝汤主要是调和营卫。

凡是临床遇见有定时发作的病症，且伴有精神（本神、元神）失调证候的，往往多用以上 4 个方加减。所以以上 4 个方又在临床上称为"时方"。这个"时方"不是一般的中医方剂学上的"经方""时方"的概念，主要指专门治疗定时发作病变的方剂，或必须在特定时间给药的方剂。当然，也不仅仅以上

4个方为"时方"，还有提出鸡鸣散、截疟七宝饮、截疟常山饮等多个方剂为"时方"的。

以上4个方或曰7个方重在"调和"，调和脏腑节律，调和脏腑与气血的节律，调和脏腑气血与元神、本神的节律，调和身体与外界天气的节律。所以才能成为著名的"时方"。

古老中医学留给我们的宝贵遗产，我们应该努力进一步研究、挖掘，为人类健康事业做出更大贡献。

下篇 探索篇

　　本篇着重论述对中医的心、脑、神三者的拓展性认识。

　　现代医学从解剖学看，仅大脑神经的解剖组织就有上千种。面对上千种脑神经解剖名称，中医应该怎么办呢？照搬、照抄肯定不行。应该将现代相关的脑神经知识，有机地融合进中医传统的"藏象"学说之中，从而使中医"藏象"学说按照自身的学术规律向前发展。

　　针对以上情况，近代中医学分成了三家流派，其一是"心主神明"说；其二是"脑主神明"说；其三是"心脑共主神明"说。以上三种学说都十分宝贵，自应各自依理发展。

　　笔者认为，"心主神明"是"藏象"理论的基础，是中医理论的重大特色，而且用之临床上千年，十分有效，必须坚守它的基础地位。在这个"心主神明"的基础之上，可以拓展"心脑共主神明"说。

　　同时强调，要善于借鉴中国道家的脑学理论。因为，《中国道教科学技术史》指出："在世界诸大宗教体系中，只有道教，发展出了独一无二的脑学说和认知理论——尽管常常是以宗教话语的方式出现，并试图运用它达到长生不死的理想。"

至此，不得不再次提起 30 年前中医泰斗张望之老师的研究方法。张望之先生主张利用现代医学的微观解剖资料，按照中医的理论，有理有利有序地转化成为中医自己的新的学术术语，以充实中医的临床理论。比如张望之先生在他的《眼科探骊》一书中，就将西医眼科的黄斑区称为"黄睛"。张望之先生在该书中提出："今为了有益于中医临床辨证施治，兹特将眼内'中央黄色'拟名为'黄睛'。在中医学内的组织上，再添'黄睛'一名，作为中医眼科术语，以补前贤命名之不足，而便今后中西医结合之参考。"（见《眼科探骊》第 92 页，相关论述书中十分详细完整，以上仅择要录之）

本书面对现代医学上千种脑组织解剖名称，仍然根据张望之老师的研究方法，也自拟了几十种"脑部名称"，不揣浅陋，抛出来几十块粗"砖"，目的是要引出真"玉"。

现在，站在中医藏象理论的角度，利用现代脑学知识，尝试性地拓展一下中医的心、神、脑的理论。

一、心

心主神明，《素问·灵兰秘典论》曰："心者，君主之官也，神明出焉。""主不明则十二官危。"这也确定了心神的"君主"之位。而《素问·脉要精微论》又说"头者，精明之府"，显然，从功用上看，头部聚神，但也统归之于心。又《素问·刺禁论》："七节之旁，中有小心。"这个小心，指肾与命门及其附近的连带组织。吴鹤皋注："下部这第七节也（指从尾椎上数的第 7 椎），其旁乃两肾所系，左为肾，右为命门，命门相火代君行事，故曰小心。"这个小心也归之于心。

以上说明，一旦理论上肯定"心主神明"的时候，这个"心"就不再是单纯的解剖学上的心脏之心了，而是首先包含了脑部区域、心脏及其周边区域、肾与脊髓区域的神经组织了。

同时，我们可以明白"一心分为三心"，即分成"上心""中心""下心"。上心为脑；中心为心脏及其周围某些组织功能；下心为肾，为命门，为下脊髓的七椎七节，为"小心"。

为了方便，则"上心"可称为上丹，"中心"可称为中丹，"下心"可称为下丹。

上心：指脑部，可称为上丹。

中心：指心脏及周围组织功能区域，可称为中丹。

下心：又称"小心"，指肾，脊髓功能区域，可称为下丹。

更需指出："心主神明"的"神明"，更表示全身一切系统的动力、活力、生命力、健康力、洁净力，而不是仅指神经系统的功能。

二、本神与元神

心主神明。但如果将这个"神明"分成本神与元神，就需要有一个拓展性说明。

"本神"一词，首先源于《灵枢·本神》篇目。该篇指出五脏各有自己的本神，即肝主怒，为魂之舍；脾主思，为意之舍；

肺主忧，为魄之舍；肾主恐，为志之舍；心主喜，主神明，统五脏之本神。

《内经》认为心处于五脏本神的主宰之地位，故曰："心者君主之官也，神明出焉。""主不明则十二官危矣。"

当然，除了心的君主之位，肝对本神的影响也至关重要，因为"肝藏血、血舍魂""随神往来谓之魂"，即神与魂是相依不分的。

"元神"一词，明确见于明代李时珍《本草纲目·辛夷》："脑为元神之府。"李时珍显然首先根据的是《素问·脉要精微论》"头者，精明之府"及《灵枢·经脉》"人始生，先成精，精成而脑髓生"。即人的先天之精自舍神明，会聚于脑，故脑为"元神之府"。另外，在李时珍之前的晋代魏华存著《黄庭经》是我国第一部关于脑的专著，明确提出了"脑为泥丸"，"泥丸百节皆有神"。这样，元神便是专指脑部之神，与生俱来，为诸神之源，为诸神最高、最尊者。

如果仅仅从神经的中枢部和周围部看，元神主要集中于中枢部，本神主要集中于周围部。从中枢部的脑与脊髓看，元神主要集中于脑部，本神主要集中于脊髓部。从脑部自身看，元神主要集中于大脑皮质，本神主要集中于间脑、中脑、脑桥、延髓、小脑、边缘系统。

元神，其家舍在脑（"脑为元神之府"），但本神也上行于脑。

本神，其家舍在五脏，但元神也流布于五脏。

元神、本神，本为一体，如影随形，上至巅顶，下达血海，无处不在，统摄全身。

相对于现代医学，一方面，元神和本神主要类似于神经系统及其功能；另一方面，元神和本神至少也包括内分泌系统的诸多组织与功能。只有这样才能显示出元神和本神乃是人体的生、长、化、收、藏的"内时气"运行中枢。如果将中医的"神"仅仅等同于现代医学的脑神经系统，就会严重误导中医理论的正常发展。

元神为人的高级的、深刻的、可以创造性主观调节的精神思维状态。本神乃是人天生的、自发的、自动运行的、生理的和精神（七情）的状态。

比如心肌运动、心血管运动、平滑肌运动、腺体分泌，这些基本不受人的主观意志控制，它们受本神的自动控制，尤其与心神（心主血）、脾神（脾主肌）、肝神（肝藏血生风）密切相关。

三、脑

脑，中国道家称"泥丸"，并指出按照五行"泥丸是土"。土色黄，故脑的中心可称"黄庭"。古代道家的脑神修炼，有"黄庭经"指导。

元精胚胎，首先发生发育的是"脑神精根"，即神经系统。

脑的发生发育，是按照"人法地、地法天、天法道"的三步次序，步步提升，渐次复杂完善。其中，"人法地"是第一步，指发育脑脊髓；"地法天"是第二步，指发育五行纵脑，即延髓、小脑、脑桥、中脑、间脑、边缘系统；"天法道"是第三步，指发育五行端脑（又可称横脑、云脑，道家称"泥丸九宫"），即大脑额叶、顶叶、岛叶、颞叶、枕叶。

兹分述如下。

（一）脊髓

脊髓结构，乍看较为单纯，分灰质与白质。灰质按五行应当属土。灰质当中有脑脊液上下流动，说明"土中含水"。判断一个星球是否有生命，先看其是否有水有土。凡是有水有土的星球，就可能有生命之神的诞生。

人亦如此。"人始生，先成精，精成而脑髓生"，这个髓中的灰质属"土"，且"土中含水"。现代医学认为受精卵长到仅仅第 4 周，一根名叫"神经管"的结构初步形成。管的一头膨大，这是脑的前身；管本身，就是将来埋藏在脊梁骨内的主要神经——脊髓。

脊髓如果离开了心，还是产生不了神，因为"心主神明"。所以就在脊髓的前方，孕期 18~20 天时，一根能跳动的管出现在胎儿体内，这是心脏的初样；到第 24 天，成为一颗地地道道的心脏。这是脊髓的"中心"，也是人体的生命的中心，相当于道家的"中丹田"区域，可拟称"中丹"。

更奇妙的是，心脏出现以后仅隔 7 天（受孕第 31 天），一根专管泌尿的管出现了，这根管的最终发展就是肾脏。这个肾脏的周围区域，称为"小心"，道家指这个区域为"下丹田"，可拟称"下丹"。

归纳以上简言之：

脊髓之中的灰质属土，土生脾，主四肢，主肌肉，主思；此土非一般之土，既能纳百川，容风火，又纯净无尘，升降五脏纯阳之气，乃诸阳之会，拟称"督阳"。灰质之中有血管，心主血，心神已在灰质中。

心与脑（包括脊髓），几乎同时同步发生、发育，共主人身司命，主神明。心与脊髓主五脏本神；心与脑主元神，且合本神。

肾，紧随于心，生发于脊髓前下部，是为"小心"。五行之中唯水善变，能有三种状态，即液态、气态、固态，所以水为先天之本，变化之根。故肾主水，能生水液，亦能"主骨生髓"，且肾水与心火相合，水火既济，而能生智，智代表变化也。

脊髓之中的白质，是灰质生出的"神经纤维束"，乃金木之气合成。金气通肺，主清肃下行。木气通肝，主升发上行。五脏纯阳之气，聚于脊髓，各行其职。脊髓失常，"督阳"不能主四肢，往往会有四肢硬瘫、软瘫、肌肉萎缩，痛觉、温觉丧失，发汗、排尿、排便功能异常等。

脊髓与心、肾不合，与五脏不合，会有现代医学所说的交感神经、副交感神经、迷走神经等内脏神经失调的问题。

（二）五行纵脑

所谓五行纵脑，就是先不谈左右大脑半球（端脑），而是利用现代医学微观解剖，将脑从上往下依次分成六部分，即边缘系统、间脑、中脑、脑桥、延髓和小脑。通常将中脑、脑桥和延髓合称脑干。依照解剖部位排列，大致如下图。

边缘系统

|

间脑

|

中脑

|

脑桥

|

小脑

|

延髓

现仅参照上图排列并标出五行所属，如下图：

金　气府（边缘系统）

|

木　内神庭（间脑）

|

土　转轮元［中脑（中元）、脑桥（转轮
道）、小脑（立元）］

|

水　水元（下脑桥）

|

火　命元（延髓）

五行纵脑，是脑发育进入"地法天"的第二步。

兹据上图，从下往上，分别述之。

1. 命元——延髓

延髓，五行属火，属于心，拟称命元。

延髓向下在枕骨大孔平面与脊髓相连续。

心开窍于舌，主咽喉，乃君主之官。延髓的组织特点及其功能，正与心相对应。

延髓生长出 4 条脑神经，即舌咽神经、舌下神经、迷走神经、副神经。其中舌咽神经、舌下神经主导舌和咽部的各种功能。其中迷走神经是行程最长、分布最广的脑神经，分布到硬脑膜、耳郭、外耳道、咽喉、气管和支气管、心、肺、肝、胆、胰、脾、肾及结肠左曲以上消化管等众多器官，是副交感神经的主要组成部分。迷走神经类于中医的冲脉、任脉。迷走神经主干损伤后，内脏活动障碍表现为脉速、心悸、恶心、呕吐、呼吸深慢和窒息等症状，或出现声音嘶哑、语言和吞咽困难等症。

延髓的深处，集中存在着重要生命中枢，如心血管运动、呼吸、血压调节、呕吐、痛觉调节、睡眠调节、清醒意念调节等中枢。

我们把心脑合一的第一生命中枢称为命元。

2. 水元——下脑桥

延髓上部与脑桥下部，即延髓与脑桥交界区域，五行属水，通于肾，拟称水元。肾开窍于耳，主水液，主身体平衡。

下脑桥的组织特点与其功能，正与肾相对应。此处正好长出第8对脑神经——前庭蜗神经，直通耳窍，负责传导听觉平衡觉。巧的是，此处（延髓的上端、脑桥的最下端）脑部网状结构的深处，藏有"水泉龙窟"，即上泌涎核和下泌涎核。其中上泌涎核负责泪腺、下颌下腺、舌下腺以及口、鼻腔黏膜腺的分泌。下泌涎核支配腮腺的分泌活动。

这个第8对脑神经——前庭蜗神经，拟称"太平经"，如果损伤则有耳聋和平衡功能障碍或者出现眩晕、眼球震颤、恶心呕吐等症状。类似于中医的肾水亏虚、肝阳上亢；或土不制水、肾水不平的证候。

水元在上，命元在下，形成"水火既济"的结构状态，这就可以保障五脏本神大脑的发育顺利展开。

3. 转轮元

中脑、脑桥、小脑，合而观之，五行属土，通于脾，拟称"转轮元"。其中中脑拟称"中元"，脑桥拟称"转轮道"，小脑拟称"立元"。

脾主四肢，主面部以及四肢百骸的肌肉，主健运，主运化，主消化，主升，主化水湿，其华在唇，开窍于口。

脑，以髓为体，以神为用，髓神合一，水火既济，为元神之府，并使本神升降不息。

转轮元有何用？

天地万物，莫贵于人。在长期进化之中，人与动物的差别越来越大，因为人经历了"转轮"，主持这个"转轮"的，就是人的大脑中的"转轮元"。

"转轮"后的人，与动物相比，至少有以下几个引人注目的标志性的区别，即两眼位置均朝正前方，且能够上下左右、正向反向随意地转动，还能够随情绪波动而涌流泪水；面部有表情肌，可以随意做出无限丰富的表情；双腿直立行走，双手能做出极为精细的动作。

人之为人，在于得五行俱全之气。此五行俱全之气，首先通过五色髓核显现于"中元"（中脑），以及"中元"代表的"转轮元"。

这个五色髓核如下：①蓝斑核；②红核；③黑质；④灰质；⑤白质。

蓝斑核：五行属木，起于命元（延髓）、立元（小脑）、转轮道（脑桥）之间，在脑桥、中脑深处聚成蓝斑核，由去甲肾上腺素能神经元构成。蓝斑核内禀肝木风阳之气，脑髓脊髓各部，无处不到。现代医学谨知其与睡眠觉醒相关。

红核：五行属火，起自中元（中脑），平时得立元（小脑）相助，水元相济，则神明自显，而有良好准确的屈肌活动和协调的四肢运动。

黑质：五行属水，位于中元，亦负责合成多巴胺。黑质如果异常、变性，水亏不能涵养肝木，则会出现震颤性麻痹（帕金森病），患者出现肌肉强直，运动受限、减少和震颤。

灰质：五行属土，乃脑髓之大本。现代医学认为在中枢部的神经胞体及其树突的集聚部位即称灰质。

"转轮元"深处的灰质，堪称土中纯阳纯净之土。其要转动五液入五官之窍；转动五谷精微入五官四肢肌肉；转心脾本神入口入舌；转动本神之气外走皮肤五官以感觉四时之气。

白质：五行属金与木。主要指在中枢部集聚的神经纤维，色泽白亮，恰似金属性的信息传感器。所有信息，一般得金气则下行，得木气则上升。以上五色五行之气，大会于"转轮元"的"中元"。

人身体的各种功能神气，仅仅停在"督阳"（脊髓），"命元"和"水元"，无法转化成元神及其相关的脑形态。人身普通的神气只有通过"转轮元"，获得"转轮元"内的五行五色之气，进而融合修炼，再加上后天的不断劳动学习而渐成元神之气。而上述人与动物的各种标志性区别才会明显显现。

这时，中元（中脑）生长出动眼神经，广泛支配眼的上、下、内直肌及下斜肌和上睑提肌的运动；生长出滑车神经，支配眼上斜肌的运动，使眼睛能够上下左右与正向反向的一样自由转动。

同时，在"转轮道"（脑桥）部位，生长出三叉神经、展神经和面神经。它们自由支配五官面部的表情肌、咀嚼肌、咽喉肌，以及泪液、涕液、唾液等，千万不能小视这一点。

生物进化的理论认为，原来是类于鱼类的鳃弓，经过演化渐渐成为人的面部和咽喉部，由鳃弓衍化而成人的表情肌、咀嚼肌、咽喉肌及胸锁乳突肌和斜方肌。这显然与"转轮元"的巨大作用分不开。

"转轮元"中的立元（小脑），对人类进化的作用被严重低估。一般都知道，小脑支配人的四肢运动。小脑归属于土，脾土主四肢。小脑受邪，则土气损伤，风邪妄动，多出现眼球震颤、肢体摇摆、东摇西晃，不能做准确的运动，比如不能准确用手指鼻——共济失调。

据报道，"人类小脑中约有 700 亿个神经元""小脑在按复杂的顺序组织行为方面尤为重要""小脑的进化可能支撑了人类的技术智力""开辟了类人猿智能的进化过程"。

所以，小脑"不小"，当称立元。

4. 内神庭——间脑

内神庭，即指间脑。

顾名思义，内神庭就是人身的元神、本神共同汇聚的地方。也是"魂"之所在。五行属木。

东方生木，木生肝，肝开窍于目。内神庭的特点正好与肝木相对应。视神经正好是由内神庭——间脑长出来。视神经是间脑向外生长突出的一部分，外面包有脑膜，是第二对脑神经。视神经一旦变损，可以导致失明危险。

内神庭内部十分复杂，分为五丘（自拟名），即：①本丘；②清丘；③月丘；④土丘；⑤日丘。

以上五丘分别大致地对应间脑的五个部位，即：①背侧丘脑（又称丘脑）；②后丘脑；③上丘脑；④底丘脑；⑤下丘脑。

兹将内神庭五丘分述如下。

（1）本丘：大致对应背侧丘脑（又称丘脑）。

　　经过"转轮元"转轮的人体五脏本神与元神，首先在此汇聚。这样，内神庭本丘，得肺金神气，则能负责维持机体的清醒状态；得脾土神气，则能负责调节躯体四肢运动；得心火之神气，则能负责获得全身良好的感觉意识。由于元神进入本丘，所以此本丘可以产生良好的辨别分析能力，能够参与学习记忆活动，在功能上能够进入高级神经活动领域。

　　（2）清丘：大致对应间脑的后丘脑。

　　清丘之"清"，是说该丘禀持水、木之清净清灵之气，通过内侧与外侧膝状体，令其气直通耳窍和目窍，专门维持听觉中枢与视觉中枢的正常工作，保持耳聪目明，捕捉各种信息。正好附和中医的（水木）肝肾同源，肝肾之神会聚于此丘。

　　（3）月丘：大致对应间脑的上丘脑。

　　月丘，如一轮明月，上居天空，下照大地。该丘有一个"月丘核"（缰核），与转轮元、中元和边缘系统（气府）的关系十分密切。

　　月丘如月，禀太阴之气。"明月松间照"，月丘之中还有一个松果体。松果体，这个内分泌腺就在月丘之中。松果体可合成和分泌褪黑素，哺乳类动物松果体内的褪黑素和 5- 羟色胺含量有明显的昼夜节律改变，它们参与调节生殖系统的发育及动情周期、月经周期的节律。

　　松果体禀性为阴，若本（阴）气不足，可出现性早熟或生殖器官过度发育；若阴气太盛，可导致青春期延迟。

　　（4）土丘：大致对应间脑的底丘脑，位于内神庭（间脑）

与中元（中脑）的过渡区。

从土丘的位置上看，其距离中元最近，得中元之气甚多，与黑质、红核联系密切。如果土丘受损，则风气独盛，可产生上肢难以控制的不自主的舞蹈样动作，称半身舞蹈病或半身颤搐。

（5）日丘：大致对应间脑的下丘脑。

本书之中将上丘脑称名月丘，又将下丘脑称名日丘。是日月相对，上下相照。日丘，禀太阳之气。

日丘所以名为日丘，首先因为日丘有一个组织：脑垂体。还有一对组织：乳头体与穹隆。

垂体，中医看其乃纯阳之体，故拟名"涵阳体"。这个垂体既位于脑神经中枢，又是人体最重要的内分泌腺，可分泌多种激素，堪称"一体双面"，在神经系统与内分泌腺的相互作用中，处于重要地位。

垂体纯阳，能分泌生长激素、促甲状腺激素、促肾上腺皮质激素和促性腺激素。其中，生长激素可促进骨和软组织生长，幼年时该激素分泌不足可引起侏儒症；如果该激素分泌过剩，可引起巨人症。

再说乳头体和穹隆。

乳头体位于日丘（下丘脑），就像一座天文观测台和卫星指挥联络站，所以拟称"通天台"。

穹隆与乳头体相通联，又有如卫星不断循环的轨道和太空通信网络，所以拟称"通天环"。

乳头体与穹隆，把整个天与地之间的信息联通起来，把内神庭、转轮元、命元、水元、督阳和大脑等联通起来。

日丘的功能，概括如下：它与月丘都与人类昼夜节律有关，具有调节机体昼夜节律的功能，是人的"生物钟"，即"内时气"中心，它是人的又一级生命中枢，是心神之一窍（俗语：心有七窍），对机体体温、摄食、生殖、水盐平衡、生长发育和内分泌活动等进行广泛的调节。特别可以通过血液接受有关信息（如体温、血液成分的变化等），能有效地实现其调节功能；它参与情绪行为的调节，表现出"肝主怒"的特点。

5. 气府——边缘系统

在内神庭五丘（间脑）之上、端脑之下，有一个相对明亮的空豁的空间。向上看，有一个如连绵白云的天顶——胼胝体。可将这个胼胝体拟称"云顶"。它是联合左右半球新皮质的纤维构成。在这个"云顶"之下，可以看到"通天台"（下丘脑乳头体），"通天环"（穹隆）、嗅球、海马、杏仁体、隔核等，以下合称为脑边缘系统。

上述各种边缘系统的脑组织，诸如杏仁体、嗅球、海马等，加上"通天环"和"通天台"，像环绕大地的各种行星、卫星、星际空间站等，与其说是边缘系统，倒不如说是"星环系统"。

综合观之，边缘系统，五行属金，通于肺气，拟称"气府"。

肺开窍于鼻，主一身之大气，居于高巅。气府正好在端脑的边缘叶部位，此处额叶的下方正好长出第一对脑神经——嗅神经。嗅神经直通鼻窍。嗅神经连于嗅球，传导嗅觉，能嗅出一万多种气味。不同的气味，可以唤起不同的强烈的记忆和情绪反应。嗅神经、嗅球，还有鼻内的嗅丝，位于上鼻甲、鼻中隔上部、颅前窝、前额部位。这个能够引起记忆和情绪的组织，处于中医所说的"天门"区域。所以拟将嗅神经称为"天门经"，拟将嗅球拟称为"天门球"，拟将嗅神经、嗅球及嗅丝等合称为"天门枢"。有不少鼻窦炎患者，反映记忆力下降，用中医药"开天门"的药物和推拿等方法，就会有效。

在云顶（胼胝体）之下，有天门枢，还有通天环（穹隆）、通天台（乳头体）。通天台起着信息中转站作用，传递上下脑部的往返信息。通天环（穹隆）起于内神庭通天台（间脑乳头体），上通端脑的海马。海马和齿状回构成海马结构。端脑部边缘叶的组织——海马，传说出自希腊语，比喻说明该结构类似于一只真正的海马，它与学习、认知新的事物和记忆密切相关，特别是对物理的三维空间结构的学习和记忆相关。奇妙的是，只有中国古代中医说"脑为髓之海"，可是偏偏是希腊发现这个脑海之中有一对组织像海马，并起名海马，希腊的海马在中医的脑海之中浮游。

自古至今，东西方医学差别巨大，唯独在海马的命名上，有惊人的含义上的暗合。

还有一个邻近海马的神秘的"天星"，叫杏仁体。这个杏仁体位于大脑半球的髓质的深部，海马旁回沟的深面，靠近大脑部，与大脑尾状核的末端相连，是脑皮质下的中枢，广泛接受嗅脑、新皮质、隔核、间脑的传入纤维和传出纤维；主要参与内脏及内分泌活动的调节和情绪活动，影响身体内在的七情六欲等情绪反应。就像庄子所说的"天马行空"，无所不在。所以拟将杏仁体称为"海天骊"。

本书里的"拟名"，主要借取化用中医传统的经络穴位名称，因为中医经络学说，本身就与神经系统、内分泌系统相关。许多穴位名称与神经系统组织存在意象性对应的关系。

气府（边缘系统）有一个重要的中枢区域，叫隔区，拟名"明都"。隔区位于胼胝体嘴的下方，包括胼胝体下区和终板旁回。在隔区有一个皮质下核团，叫隔核，拟名"清灵台"。隔核（清灵台）与通天环（穹隆）、转轮元（中脑、小脑、脑桥）、海天骊（杏仁体）等，保持各种互动联系，被认为是各种精神机体冲突的整合中枢。当刺激或损毁隔核（清灵台）时，可见动物愤怒反应、饮食、生殖行为改变。大致相当于肺金不能制肝木，肝木郁而又克脾土的连环反应。

现代研究认为，隔核与学习、记忆关系密切，这是元神汇聚"清灵台"的表现。

气府（边缘系统）乃"魄"之舍，在进化上是脑的古老部分，司理内脏、调节七情六欲等本神活动，在维持个体生存和种族生存方面发挥重要作用。其中海马、隔核均与机体的高级精神活动及学习、记忆密切相关，是元神旺盛之处。

需要指出，现代医学的神经干细胞，是指能通过分裂进行自我更新，并能产生多种类型神经元和神经胶质细胞的多潜能细胞。

过去认为，人在出生后，神经干细胞迅速减少并基本消失。现在认为至少在"天门枢"、海马区仍然存有。考虑一则海马位于气府，得肺金大气；二则海马同时位于颞叶，独得先天肾水之气，故能长期保有神经干细胞。

自古以来，道家和中医养生，都注重气府天门枢这个位置，看来是有道理的。

以上可以看出，五行纵脑从上而下是按照金（气府）克木（内神庭）、木克土（转轮元）、土克水（水元）、水克火（命元）这一五行相制的模式展开的。这是"人法地，地法天"，天地的自然造化而形成的，其中奥妙尚需进一步研究。

（三）五行端脑（"云脑""泥丸"）

端脑，就是俗称大脑，是脑的最高级部位，即左右大脑半球。大脑半球表面的灰质层，称大脑皮质，深部的白质又称髓质，位于白质内的灰质团块为基底核，在本书拟称"中天府"。

端脑，在古道家看来，既似"泥丸"，又称"流云"，所谓"脑膜丹缕，自然流云"。更神奇的是，中医有"昭然独明，若风吹云，故曰神"的名句，所以本书又将"端脑"称作"云脑"，将"五行端脑"称作"五行云脑"。

这里进入大脑发育"天法道"的第三阶段。

现代医学将大脑分成5叶，分别为额叶、顶叶、枕叶、颞叶及岛叶。

（1）额叶：从中医角度看，额叶居于前额部位，内含嗅束、嗅球（天门经，天门球），肺气开窍于鼻，额叶归肺，五行属金。它与语言、书写、逻辑推理等高级思维运动有关。拟称脑乾元。

枕叶，正与额叶相对，居于大脑枕后部，是视觉信息整合中枢，此处受损将会引起各种偏盲。肝开窍于目，枕叶归肝，五行属木。拟称脑震元。

大脑前额属金，为脑乾元；大脑后部属木，为脑震元。脑乾元与脑震元，两者一前一后，一金一木，遥遥相对。

（2）顶叶：居于大脑顶部，是各种感觉（如躯体、味觉、语言、痛觉、温度、触压等）的中心。感觉即神明，心主神明，顶叶归心，五行属火，拟称脑丹元。

（3）颞叶：正与顶叶相对，居于大脑下部，是听觉及记忆整合中心，颞叶之中有海马，海马与记忆力有关。肾水之气开窍于耳，主智。颞叶归肾，五行属水。拟称脑玄元。此处受损，则听觉不灵，记忆力下降，智力随之受影响。

大脑顶部属火，为脑丹元；大脑下部属水，为脑玄元。一上一下，一火一水，遥遥相对。

（4）再说岛叶，简言之，岛叶呈三角形岛状，被大脑额、顶、颞叶及枕叶包围掩盖，处于以上四叶之中央。拟称中天元。中天元五行属土。

岛叶的功能，是以基底核（中天府）的功能来表现的。

基底核处于岛叶深处，或紧贴岛叶。基底核首先帮助大脑设计控制各种运动程序，如行走等。脾土主四肢，正与基底核功能相应。

基底核（中天府）主要包括纹状体、屏状体和杏仁体。

纹状体，拟称"卧凤台"，由尾状核和豆状核组成，其前端互相连接。所以尾状核拟称"右天枢"；豆状核拟称"左天枢"。在豆状核内侧，有一个苍白球，拟称"地机台"。

岛叶（中天元）属土，岛叶之中的基底核（中天府）属土，它们与转轮元同为"土"，关系甚密切，共主肌肉，主四肢运动。中脑的黑质合成多巴胺，调节纹状体（卧凤台）的功能活动。如果黑质合成的多巴胺不足，则会引起纹状体失常，引起肌肉强直，运动受限，震颤性麻痹（帕金森症）。

苍白球是古老的结构，它与"左天枢"（豆状核）、"右天枢"（尾状核）共同参与机体的学习记忆功能。

杏仁体（海天骊），"身份"多重，它与尾状核（右天枢）的尾部相连，又紧贴海马，居于脑玄元（颞叶）之侧，直通下丘脑（日丘），为边缘系统（气府）的皮质下中枢。杏仁体的多重身份，其实表现的是"土临四季"的特点。就是"土"不但自己是一种独立的主体，而且四季之末之初，都要有土的重要影响出现，形成五脏机能协调融合的状态。

五行云脑，按照五行排列，如下图所示。

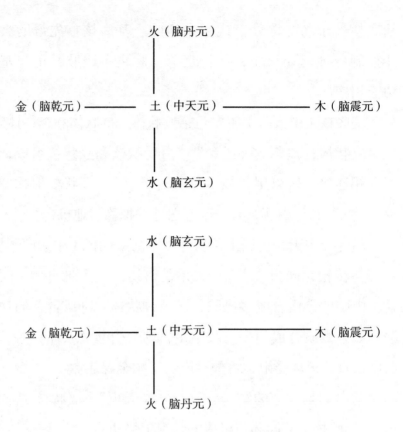

附：本书自拟的脑神名称与西医脑解剖名称对照一览表。

编者按：自拟名称主要借取此用针灸穴位之名。

表1 脑神名称与脑解剖名称对照表

自拟名称	西医解剖名称
督阳（脊髓）	脊髓
命元	延髓
水元	下脑桥
太平经	前庭蜗神经

续表

自拟名称	西医解剖名称
转轮元	中脑、脑桥、小脑
中元	中脑
转轮道	脑桥
立元	小脑
内神庭	间脑
本丘	背侧丘脑（丘脑）
清丘	后丘脑
月丘	上丘脑
土丘	底丘脑
日丘	下丘脑
月丘核	缰核
涵阳体	垂体
通天台	乳头体
通天环	穹隆
气府	边缘系统
海天骊	杏仁体
天门球	嗅球
天门经	嗅神经
天门枢	嗅球、嗅神经、嗅丝
云顶	胼胝体
明都	隔区
清灵台	隔核

续表

自拟名称	西医解剖名称
云脑	端脑
中天元	岛叶
中天府	基底核
脑乾元	额叶
脑震元	枕叶
脑丹元	顶叶
脑玄元	颞叶
卧凤台	纹状体
左天枢	豆状核
右天枢	尾状核
地机台	苍白球
中魁经	三叉神经

四、心神脑病举要

心主神明，脑主神志，心脑共主神明与志。脑以髓为体，脊髓为其根，元神为其用。五脏以血脉肌肤为体，冲、任、督三脉为纲，本神为其用，由心神相统之。

髓，乃精阳所聚，其体贵静而神志成。血脉肌肤，乃五谷所化，其象贵动而神明出。

髓与肌脉合，脑与心合，则神明显现而志能出。

仅从临床看，对心神脑病的观察、辨证，主要从3个方面进行，即：①冲任脏腑；②经络脊髓；③心脑神志。

为便于探索，谨从以上 3 个方面，并按脊髓、五行纵脑、五行端脑为纲目，简要叙述心神脑病。

（一）脊髓（督阳）病症举要

1.脊髓灰质炎

本书中篇第二章第二节瘟疫中已有所述，可互参。

脊髓灰质炎是由脊髓灰质病毒引起的急性传染病，中医也称"小儿麻痹症"。前期属"温病"范畴，后期则属于"软脚瘟""痿证""小儿中风"等病证。

主要临床表现：前期发热、咳嗽、咽红，或伴有呕吐、腹泻等症状，辨证属"冲任脏腑"态；继而全身肌肉疼痛，肢体痿软，肌肉弛缓，辨证属"经络脊髓"态。

脊髓灰质属土，本病乃湿热毒邪，挟风攻击脾土。急性期可选用赵锡武验方石膏葛根汤加减，处方：生石膏 15g，葛根 12g，金银花 12g，黄芩 10g，黄连 5g，白芍 12g，全蝎 3g，蜈蚣 3g。

全蝎、蜈蚣，其外形很像脊柱，善入脊髓而除风毒。

慢性期出现小儿麻痹后遗症，可选用马钱起痿丸，处方：马钱子（温水浸 10 天，刮去皮毛炸黑）15g，黄芪 30g，龟板 30g，地龙、白术、当归、杜仲、茯苓各 20g，蜈蚣 15 条，党参 50g，玉竹 50g，红花 8g，桂枝 8g，牛膝 15g，黄柏 15g，全蝎 10g。上药共研细末，炼蜜为丸，每次 5g，每日 3 次。

2.急性脊髓炎

急性脊髓炎是指一组原因尚未完全明确的急性横贯性脊髓

损害性病变。临床特点为病变水平以下肢体瘫痪，各种感觉缺失，膀胱直肠功能障碍，早期大小便潴留，晚期则失禁。如果病变迅速上升波及延髓（"命元"），称为上升性脊髓炎，会出现吞咽困难，呼吸肌瘫痪，危及生命。

本病以冬末春初或秋末冬初较为常见，多发生在青壮年，多在病前数天或 1~2 周有上呼吸道感染症状，或有疫苗接种史。受凉、过劳、外伤等常为发病诱因。

五脏纯阳之气结体于脊髓。时令风邪湿毒，外袭太阳，内走阳明，化为湿热毒邪，令脾土不能运化湿热，致肢体瘫痪。肺气受伤，肺金之气不能清肃下行，致二便闭结。若肝风独盛，上攻"命元"（延髓），则危及生命。

一般急性期要求激素足量使用。

中药可参用冯福海清湿解毒汤，处方：黄柏、薏苡仁、川牛膝、连翘、赤芍各 15g，苍术、川芎、当归各 12g，金银花 30g，丹参 20g。呛咳咽干、发热者，加黄芩、辽沙参；脊背疼痛者，加葛根；小便不利者，加萆薢、虎杖；胸闷、气短者，加黄芪、太子参；大便干结者，加肉苁蓉、火麻仁、枳实；下肢阵发性痉挛者，加全蝎、蜈蚣、珍珠母。

无论急性期或慢性期，均可考虑加服制马钱子，每日 0.3g，装入胶囊吞服。

3. 急性感染性多发性神经根炎

本病又称格林 - 巴利综合征。一般认为与病毒感染或自身免疫功能障碍有关。病前多有上呼吸道、肠道感染，或疫苗预防接种史。夏秋季多发，故暑湿、湿热多为主因。

典型症状：通常先有双下肢无力并逐渐加重和向上发展，累及上肢及脑部神经。一般下肢瘫痪重于上肢，表现为双侧对称的弛缓性瘫痪（"湿温痿躄"）；四肢末端有异常麻木、针刺感，或伴有疼痛（"湿温痿痹"）；半数患者可有脑部神经症状，多为双侧麻痹，成人多见双侧面瘫（"湿温口僻"），儿童多见吞咽困难，构音障碍，呛咳和咳痰不能（"温毒噎证"）的延髓麻痹证候，危及生命。

急性期本症多以中西医结合救治。西医多用激素冲击治疗。中医多以四妙散加减，处方：苍术 15g，黄柏 12g，牛膝 18g，薏苡仁 20g，黄芩 15g，虎杖 30g，毛冬青 15g，秦艽 12g，茵陈 15g，金银花 15g，大青叶 18g，全蝎 6g，枳壳 15g。同时配合大活络丹。

（二）命元（延髓）病症举要

主要是延髓麻痹。

延髓为心之窍也，位于头项之间，总扼冲、任、督髓；五脏本神、脑部元神的升降皆以此为总关；呼吸中枢、循环中枢首先在此完成调节。延髓最生动地显示和标志了"心开窍于舌""心主神明""心为君主之官"。现代医学的舌咽、迷走、舌下及副神经皆发源于延髓部位，相互关系甚为密切，可总称为延髓神经。这些神经如果发生麻痹，总称为延髓神经麻痹或延髓麻痹。

其病症表现为咽、喉、腭、舌的肌肉瘫痪、萎缩。可见吞咽困难，进食时食物由鼻孔呛出，声音嘶哑，讲话困难，构音不清，咽腭反射消失。

可以参用宗慧敏软坚化瘀汤加减，处方：炙鳖甲、生牡蛎、丹参、红花各 15~30g，玄参 15g，浙贝母、夏枯草、石菖蒲、郁金、天竺黄、水蛭、桃仁各 10g。气虚血瘀型，加黄芪 30~60g、党参 15g；肾虚精亏型，加熟地 15g、杜仲 15g；呛咳重者，加白芍 15g、麝香（冲服）0.1g；强哭强笑重者，加全蝎、胆南星。

（三）水元（下脑桥）病症举要

主要表现为梅尼埃综合征。

本病由于内耳膜迷路积水而出现发作性眩晕、波动性听力减退及耳鸣的一种疾病。又称梅尼埃病、耳源性眩晕、内耳眩晕、膜迷路积水症等。

主症表现三联征：眩晕、耳鸣、听力减退。如果脑中土气不振，不能转动水元之中的水气，导致痰湿生、气血瘀，而眩晕发作。

可参考山西李宝华"加味泽泻汤"，处方：泽泻 60g，白术 30g，半夏 30g，茯苓 30g，川芎 30g，桂枝 10g（药量较大，非专业医生勿用）。

呕吐频作者，加代赭石 15g、竹茹 10g、生姜 6g；脘闷不食者，加白豆蔻 10g、砂仁 6g；气郁化火、头目涨痛者，加黄连、龙胆草 10g。

（四）转轮元（中脑、脑桥、小脑）病症举要

1. 三叉神经痛（"转轮道"部位的病症）

三叉神经为最粗大的混合性脑神经，生于脑桥。三叉神经分成三大分支，称眼神经、上颌神经、下颌神经。然后又分成12小分支，遍布面部皮肤、眼及眼眶内、口腔、鼻腔、鼻旁窦的黏膜、牙齿、脑膜等，传导痛、温、触等多种感觉，故拟称"中魁经"。中魁经下率展神经、面神经在脑桥——"转轮道"区域，负责转动五谷精华于面部，负责转动五脏本神巡游五官。

三叉神经痛系指三叉神经分布范围内以反复发作短暂的阵发性剧痛为特征的一种疾病。

临床表现为骤然发生的剧烈疼痛，如刀割、电击或撕裂样疼痛，持续数秒至 1~2 分钟，来去突然，可伴有同侧面部肌肉的抽搐。常以口—耳及鼻—目眶区疼痛为其主要表现形式。

转轮道属土，但需要风木之气才能转动自身。故这个部位土木之气均很重要。如果脾胃土气和肝木风气太过，反而过度生火生风，易成风火扰动面部之三叉神经。

故此症用药，先要考虑清胃平肝之法，可参朱树宽"二辛升降散"（生石膏 30g，细辛 3g，蝉蜕 10g，姜黄 10g，大黄 10g，桑叶 10g，菊花 10g，牡丹皮 10g，栀子 10g）合王绍武"清胃宁痛汤"（川芎 20g，生石膏 30g，生地黄 30g，白芍 30g，知母 10g，黄连 10g，天麻 10g，甘草 10g，生大黄 6g，麦冬 15g，蜈蚣 2 条）加减。

2. 面神经炎

面神经炎又称面神经麻痹、Bell 麻痹。有怀疑与病毒感染有关。

患者常常是在清晨起床时发现闭目不全、口角㖞斜。如果恢复不完全时，常可产生瘫痪肌的挛缩、痉挛或连带运动。

面神经发于转轮道，转轮道属土，故本病往往是脾土先虚，肝血不足，痰湿郁络，复受风寒风热所致。治疗要外解风邪，内调脾土，化痰通络。

对风寒外袭型，可用麻黄附子细辛汤加减（麻黄 6g，附片 3g，细辛 3g，薏苡仁 15g，白术 10g，生赭石 10g，黄芪 20g，当归 20g，甘草 6g）。

对风热外袭型，可用银翘散合牵正散加减（白附子 10g，僵蚕 10g，地龙 15g，全蝎 5g，胆南星 10g，金银花 12g，连翘 12g，薄荷 6g，防风 10g，荆芥 10g，川芎 15g，桑叶 10g，白蒺藜 10g，桔梗 6g）。

其他各型兹不复述。

其他诸如面肌痉挛症、重症肌无力症、书写痉挛症、肌强直症、周期性麻痹、肌张力障碍症等，均属与转轮元相关的病患，发病的机制类似，医家依照转轮元的特点予以处理即可。

（五）内神庭（间脑）病症举要

本病症主要表现为小舞蹈病。

小舞蹈病又称舞蹈病，是与风湿病有关的一种弥散性脑病。本病可单独发生或与风湿病其他病症并存。临床以挤眉弄眼、龇牙咧嘴、张口吐舌、点头转颈、耸肩扭腰、翻掌旋臂、屈膝踏腿和突胸捉腹等不自主、不重复且无目的的快速动作为基本特征。常因劳累或激动诱发。

风归肝木，湿归脾土。风湿诱发本病，是木、土相争于脑的表现。形成"瘛疭""振掉"。内神庭属木，神庭中的土丘（底丘脑）属土，且紧连中元（中脑）。肝血不足，风从内生；脾土不振，不能化解内外之湿，则风湿妄作，神庭神气失守，而手足口眼乱舞矣。

药物处方可参用"玉真八珍汤"加减（制南星、白附子、天麻、白芷、羌活、防风各10g，钩藤20g，黄芪30g，党参30g，白芍、当归、川芎、茯苓、白术各15g，炙甘草6g），肢体抽搐较甚者，加全蝎10g、蜈蚣3条；喉痛咽干者，加菊花15g、蒲公英15g；有瘀者，加桃仁、红花各15g。

（六）气府（边缘系统）病症举要

本病主要表现为抽动秽语综合征。

本征又称Tourette综合征，为一种复杂的神经精神障碍，起病于儿童时期，临床上以多种运动抽动和发声抽动为主要特点。运动抽动为身体某一部位或多部位肌肉出现突然、快速、不自主、重复的肌肉抽动。首先多在面部，表现为挤眉弄眼、张口吐舌、怪相百出；进而累及颈、肩、躯干或四肢，表现为耸肩、扭腰、转体、投手、踢腿等动作；运动抽动出现数月或1~2年之后，患者喉部不自主地发出异常的声音，如咳嗽声、清嗓子声或各种动物叫声，称为发声抽动。约30%患者控制不住地骂人、讲脏话，构成秽语症。甚至有模仿动作、语言、自伤或猥亵行为。半数患儿伴有多动、任性冲动、注意力涣散及学习困难。

气府乃清虚空寂洁净之地。气府一旦被浊痰污秽充斥，则失去清肃下行之能。本病是浊痰先郁肺，而肺气不清肃之象。

又，脾土乃生痰之源。转轮元属土，转轮元首先不能协合风木，不能转轮清阳之气上升到神庭、气府。转轮元自己反而生出痧痰之物以自伤。"怪症多属痧痰"，痧痰不化，久则怪症生矣。

治疗本病，除了辨别虚实寒热，重在消除痧痰，特别要消除肺脾与肝经痧痰。

处方可参照"蜈蝎二陈汤"（蜈蚣、全蝎、钩藤、茯苓、玄参、半夏、陈皮、甘草各适量），肝风内动者，加郁金、石决明、白芍、天麻；心脾不足者，加党参、远志、当归、五味子、白术；痰火内扰者，加天南星、竹茹、凌霄花。并注重针刺疗法。

（七）中天元（岛元、基底核）病症举要

1. 肝豆状核变性

肝豆状核变性是一种常染色体隐性遗传的铜代谢障碍所引起的肝硬化和脑变性疾病。

本病会有面具样脸，语言含糊、流涎、咀嚼和吞咽常有困难；早期有腹胀、纳差，进而有肝硬化，或黄疸、腹水、脾肿大。CT 脑部检查会发现"左天枢"（豆状核）、"右天枢"（尾状

核）失常，大脑皮层及小脑呈萎缩改变。

中天元属土，左天枢、右天枢是土之元神会聚行令之地。因肝木之毒长期克制，脑部土中湿热作祟，形成肝豆状核变性。

治疗本病，要首先考虑清理肝脾木土之湿毒，才能使中天元恢复神气。

处方可以参杨任民"肝豆汤 1 号"（大黄 6g，黄连 10g，黄芩 10g，鱼腥草 20g，半枝莲 20g，泽泻 20g）。

2. 帕金森病

本病又称震颤麻痹，主要原因是中脑黑质变性。临床表现主要为进行性运动迟缓，肌强直，震颤及"面具脸"。

转轮元中肾水不足，黑质变性、不能将充足的肾精转入中天府（基底核），导致卧凤台（纹状体）失去肾水，令"卧凤"不安，导致震颤麻痹。

治疗可参用"补肾活血汤"加减（黄芪 30g，制何首乌、熟地黄、黄精、当归、川芎、山药各 18g，桃仁、红花、地龙各 12g，山楂、甘草各 6g）。

（八）脑乾元（额叶）与脑震元（枕叶）病症举要

本病主要表现是狂躁抑郁症。

狂躁抑郁症又称循环性精神病，简称躁郁症。躁郁症恰好是狂病与郁病不同症状群交替出现的情感障碍。

脑乾元属金，脑震元属木，金与木在云脑之间互相对冲，无法和解，就形成了狂躁与抑郁的循环交替出现。

狂躁病主症：①有志意不遂，人事拂意，突遭变故，惊恐而心绪不宁者。②自我评价过高，思维联想加快。③突然狂奔乱走，呼号骂詈，不避水火、不避亲疏。④病非温热暑湿感伤。⑤理化检查无有意义的异常。

抑郁病主症：①有狂病病史。②言语减少，思维速度减慢，注意缓慢。③情绪低落，兴趣降低或丧失，甚至有自杀观念和行为。④食欲减退，身体乏力，性欲低下。⑤工作、学习、生活能力不同程度下降。

如果偏于脑震元气机郁结，木气失常，向脑乾元压制冲击，出现头目晕胀、耳鸣，心烦意乱、坐卧不宁，胃胀胁满、纳差不食，悲观厌世，易发怒发脾气，夜不眠，易激动，大便干燥，舌红、苔黄，脉弦滑或弦数。

用药可以参考王彦恒自拟方（柴胡6g，赤芍30g，白芍30g，当归10g，青皮10g，陈皮10g，川楝子10g，珍珠母60g，炒酸枣仁60g，川芎15g，丹参30g）。

如果偏于脑乾元气机亢进，金气失常，向脑震元压制冲击，则出现起病较急，言语增多，兴奋话多，时而狂笑，时而歌唱，急躁易怒，不知饥饱，到处奔走，好管闲事，坐卧不宁，面红目赤，舌红、苔黄腻，大便干燥，数日不行，脉弦数。

用药可以参考王彦恒自拟方（黄连15g，佩兰10g，生石膏60，珍珠母60g，生石决明30g，生龙齿30g，黄芩15g，栀子10g，龙胆草10g，钩藤30g，大黄15g，怀牛膝30g，莱菔子30g）。

以上这种金木对冲难以和解的精神疾患，比较多见，医者需耐心纵横调解。各类精神病，大多适合针灸、刮痧、刺血排郁法，要随机使用为好。

（九）脑丹元（顶叶）与脑玄元（颞叶）病症举要

焦虑症是以持续性精神紧张或发作性惊恐状态为主要症状。临床常有突发性惊恐，无原因的紧张、焦急，注意力难以集中，坐立不安，出汗，尿频等。

脑丹元属火，归心，主喜；脑玄元属水，归肾，主恐。一旦水火对冲，不能和解，形成心肾不合，惊恐与焦虑反复出现。

治疗可以参用郭建新"血府逐瘀汤"加减（当归 15g，桃仁 15g，生地黄 24g，红花 6g，赤芍 10g，枳壳 10g，川牛藤 12g，柴胡 10g，川芎 10g，桔梗 10g，淮小麦 30g，炙甘草 15g，竹叶 9g，大黄 5g，木通 10g，大枣 10 枚），热甚者，加栀子 20g、知母 10g；恐甚心悸者，加龙骨 80g、牡蛎 80g；夜眠差者，加炒酸枣仁 30g。

上方通过活血化瘀、清心火、扶肾水，使心肾交和，水火对冲得到化解，故临床获效。

总结

不少医家一直在问：为什么几千年来，中医一直在说"心主神明"，却很少论述"脑主神明"。

个人认为这是一个重大的误解。《内经》的五运六气学说，是由两大部分组成，一是数理预测法，二是针刺排郁法。所谓数理预测法，表面上看是运用数理方法展开对天气、疾病的预测。实际上在它的背后，很大程度是在隐喻和暗合人的心神、脑神的运行的方式、组成的结构和各种功能。这些需今人对此进行深入的发掘、破译，并结合现代各种微观医学成果，进行整理、继承、创新。

心脑神志病，或其他各种疾病，关键是预防，"上工不治已病，治未病"，是中医最具特色处。广义的针灸疗法，是顶级的预防医家疗法。笔者与李葳大夫曾写过"'针刺排郁'是中医预防医学的核心法门"。今将此文附于后，供业内同行共同切磋。还要说明当时这篇在《健康世界》发表的文章没有明确指出运气学说的背后是大量对心神脑神功能的隐喻和暗合，这是一个缺憾，切望从此与同行共同就此研究、探讨，为继承发扬祖国医学贡献自己的一份力量。

附："针刺排郁"是中医预防医学的核心法门

《内经》运气学说，其本质是中医预防医学。该学说主要由两大部分组成，一是数理预测法，二是针刺排郁法。前者负责预测各种流行性疾病，后者负责解除可能发生的流行性疾病。

凡谈起运气学说，大多数学者主要认为是一种数理预测学，而完全不知道针刺排郁法是该学说的核心组成部分。这就导致了运气学说和针刺排郁法都处在一个不能被正确理解的地位。

唐人张若虚写《春江花月夜》，几百年无人提起。近人闻一多先生却赞叹为"诗中的诗，顶峰上的顶峰"。我们不由要移用闻一多先生的说法，指明：针刺排郁法，以及该法背后的四时五运六气理论，属于中医《内经》的"核心中的核心，顶峰中的顶峰"。

为使各位同仁重视这一问题，我们特围绕针刺排郁法及其相关的运气学说谈几点看法。

1. "象科学"理论和方法的确立

象科学为中国独特的科学方法，是在中国文明背景下发展起来而迥别于西方经典科学的一种科学范式。它强调从时间的角度切入，从事物整体现象层面去归纳各种规律。对此，中国社会科学院刘长林先生的《中国象科学观》有详细论述。

运气学说，就是从时间角度切入，观察分析天、地、人的各种现象，总结出中医预防医学理论。该理论主要由数理预测法和针刺排郁法两大部分构成。

所谓针刺排郁法，有广义、狭义之分。广义指各种针灸方法及拔罐、刮痧、按摩手法等。狭义则主要是指循经络部位进行穴位的刺血、放血。本文的针刺排郁法是以狭义为主，兼括广义。

其中数理预测法其实是数理法与现象观测法结合而成。即按干支甲子，分出四时五运六气，结合自然现象，推衍天地人的变化。

四时，是指春、夏、长夏、秋、冬。

五运，是指木运、火运、土运、金运、水运。

六气，指三阴三阳之气，包括太阳、阳明、少阳、太阴、少阴、厥阴。

一般来说，将以上五运六气直接与四时对应起来，比如木运、厥阴对春天；火运、少阴、少阳对夏天；土运、太阴对长夏；金运、阳明对秋天；水运、太阳对冬天，皆称小运气。另外，小运气又与人的五脏六腑十二经脉相对应，相联系，形成天人感应整体贯通的系统。而五运六气不直接与四时对应，则称为大运气。

通常认为，小运气引起的病多为普通常见病，而大运气引起的病多为疫疠急重病、疑难病、顽固性慢性病。

大运气与小运气互相碰撞，产生无比复杂的气象变化。按照天人相感的理念，人体的生理病理将受到重大影响。这都可以通过干支甲子的数理方法运算，进行预测。

关键是运气学说明确指出，不能单纯依赖这套数理方法预测疾病，还是要落实到"观象"上面，即"夫阴阳者，数之可十，推之可百，数之可千，推之可万，天地阴阳者，不以数推，以象之谓也"，意释为虽然阴阳的基本法则是可以由十推百，由千推万的，然而天空寥廓，所以它不适用单纯数推的办法，而是应该落实到观察体认自然现象来推求的。

以上是典型的象科学方法，它标志两千年前中医正式进入象科学的殿堂，并以此成为中国象科学的经典代表，并遥遥领先古代西方医学。

2."时气交变"的病机观

运气学说认为，一切疾病的发病病机，在本质上是一种"时气交变"病，即是一种四时五运六气引起的时气交变之病。

即所谓"气交乃变，变易非常，即四时失序，万化不安，变民病也"。比如说，今年应当以木运为主，在天发号施令，展现木运的特点。但是，木运之气，受到严重干扰而无法按时正常发号施令，木运之气就会混乱，各种时令节律会发生连锁式错乱。天人相应，人在其中，则人肝之气等也会相应错乱，而形成疾病。由此《素问·至真大要论》又归纳出病机十九条。

从时间角度确立一切疾病的基本病机，乃是"时气交变，变易非常"，而这正是中医象科学的基本特点。

3. "郁"字当头的病理观

"时气交变，变易非常"乃一切疾病的基本病机，那么它所产生的基本病理是什么？一个字"郁"！即所谓"气交有变，即成暴郁"。这一个"郁"字，成为形成中医病机病理的基石。

这个结论的科学价值，怎么高的估价都不为过。它直接引发了宋代医学家朱丹溪名言："气血冲和，万病不生，一有拂郁，诸病生焉。"近代郑守谦言："郁非一症之专名，乃万病之所起也。"

以上三方面，实际为紧接着引出针刺排郁法做了伟大的理论铺垫。

4. 针刺排郁法

既然知道了所有的病皆源于"郁"，怎么办呢？运气学说认为首先要采用针刺之法去排郁。《素问·刺法论》曰："何如预救生灵，可得却乎……须穷刺法，可以折郁扶运，补弱全真，泻盛蠲余，令除斯苦。"意释为有什么办法加以预防，挽救人的疾苦……要深知和使用各种针刺之法，就可以折服郁气，使升降运行，补助虚弱，保全真气，泄其盛气，祛除余邪，便能消除时气交变带来的病苦。

奇妙的是，在《素问·刺法论》和《素问·本病论》里，制定了针刺排郁的原则和具体的经脉穴位。

一般来说，当不同运气上升时受到阻遏形成不同的"郁"，就应该先刺相应的经脉。比如厥阴风木之气上升时受到阻遏，木气"郁"抑，应当先针刺厥阴经井穴大敦。如少阴君火上升时受到阻遏，火气"郁"抑，应当先刺心包经劳宫穴。依此类推。

而当不同运气下降时受到阻遏，降而不下，形成不同的"郁"，就应该先刺"所胜"的经脉。比如厥阴风木之气降而不下，应刺能克胜它的手太阴肺金的经脉。依此类推。

总之，这就确立了一个医学预防学理论，即一切疾病的病机病理，都是因为时气交变引起各种"郁"而形成，都可以也应该首先用针刺之法去排除"郁"，可将一切疾患化于无形。

5.疫病的防治与针刺法

运气学说指出，特殊的"郁"气如果不能化解，三年必产生疫病，要用特殊的针刺法和服药法去预防。这是《内经》最精妙处，也是两千年前开始遥遥领先古代西方医学的标志性理念。

《内经》说的疫，大致类似于现代所指的急性、烈性、温热性传染病，有"五疫之至，皆相染易，无问大小，病状相似"

之说。这一论断，为后世明清医家创立温病学派奠定了理论基础。

疠，大致类似于现代疑难杂症，如肿瘤、代谢性病（如糖尿病、甲状腺功能异常）、自身免疫性病（如系统性红斑狼疮、类风湿关节炎、青年眼底出血、眼睛暴盲、眼玻璃体积血等）和地方性病（如克山病）。时气交变，特殊的"郁"不能解除，则天气不正"三年化疫"，地气不正"三年化疠"。尚需指出，这里所谓的"天气"，今人可理解为与气候、太阳黑子及空气、花粉、飞禽散播病毒相关；"地气"，今人可理解为与周围环境、水土、水污染、重金属排放、农药化肥、有害食品等相关。

比如甲子之年，为阳气特别刚强之年。"甲"为阳土之运。"子"为强势的少阴君火。但是这种阳刚之气不能按时令要求主持司天之令，不能够在应有的天的位置上发号施令、展示特点，则形成天地大郁，三年之后必形成土疫。这叫作天气不正，"三年化疫"。

反之，如果甲子之年，以甲子刚强之气对应的柔弱之气不能按时令要求主持地下在泉之气，也形成大郁，三年之后，必形成土疠，这叫作地气不正，"三年化疠"。

《内经》指出要预防发生各种疫疠，首先要用针刺排郁法，先在膀胱经上用补法，再在相应运气的经脉用泻法。

现代医学提示我们，一般癌症从早期发生到完全形成大致是三年。这与《内经》疫疠发生的理论十分吻合。如果我们遵循《内经》早已提出的针刺排郁法，可以预防许多由疫疠引发的苦痛。更值得关注的是,《素问·刺法论》使用了类似道家的术语,如"避其毒气,天牝从来""气出于脑,即不邪干"。天牝即"玄牝",道家的人身真元之气。气与脑的关系,原本是道家最为强调的。

值得注意的是,除了针刺排郁法可以防治疫疠,《内经》同时指出要合理配合食疗、气功、药物等则效果更佳。

以上简要说明针刺排郁法实为中医预防医学的核心法门。仅供抛砖引玉,不吝赐教。

后记

　　本书稿历时多年完成，期间，原卫生部部长崔月犁先生、湖北省政府邓垦老领导，以及中国道教协会张高澄道长均题词鼓励。

　　崔月犁先生是上世纪八十年代，大力推动、保护与发展中医事业的关键性人物之一。邓垦老领导更是具有中医情怀与中华文化担当的老前辈，他曾为笔者题写"飞索"二字，寓意深长，"志在腾飞，勇于探索"，堪称吾等中医界人士的励志名言。中国道教协会张高澄道长的题词"医道同源"正切合本书要旨。

　　本书在写作与出版过程中，得到了不少同行、亲朋的支持和帮助，特别是从事文化与档案学的史瑞芬女士提供了许多不可或缺的珍贵古籍资料。张东辉医生则提供了必要的医学解剖实物用于印证书中观点，并且提出了不少中肯的指导意见。河南出版集团的赵大川先生给予了真挚的鼓励和指导，并为促成此书的出版，亲力亲为。在此一并表示谢意。

　　由于时间仓促，书中可能还存在不少不足之处，恳请同道及读者朋友批评指正。

黎子正

2016 年 10 月

参考文献

［1］刘长林. 中国象科学观. 北京：社会科学文献出版社，2008.

［2］贾谦. 中医战略. 北京：中医古籍出版社，2007.

［3］冷方南. 感冒论治学. 北京：人民军医出版社，2009.

［4］张之文，杨宇. 现代中医感染性疾病学. 北京：人民卫生出版社，2004.

［5］徐三文，金福兴. 神经精神疾病效方430首. 北京：科学技术文献出版社，2004.

［6］王彦恒. 中西医结合论治抑郁障碍. 北京：人民卫生出版社，2006.

［7］刘茂才，黄燕，卢明. 中医脑病临证证治. 广州：广东人民出版社，2006.

［8］祁崇孝，刘宁，邓晓明. 中西医诊治心脑病. 北京：中国农业出版社，2001.

［9］王桂芹，汪志国. 中医辨证施治神经系统疑难病. 北京：科学技术文献出版社，2007.

［10］任应秋. 运气学说. 上海：上海科学技术出版社，1982.

［11］山东中医学院中医内科教研室.中医内科学.济南：山东人民出版社，1976.

［12］席泽宗，姜生，汤伟侠.中国道教科学技术史.北京：科学出版社，2002.

［13］李顺保.温病学全书.北京：学苑出版社，2002.

［14］张望之.眼科探骊.郑州：河南科学技术出版社，1982.

［15］帕克.人体结构、功能与疾病图解.左焕琛译.上海：上海科学技术出版社，2008.

［16］楼象.生育的知识.北京：科学普及出版社，1981.

［17］肖钦朗.神农本草经读——新校注陈修园医书.福州：福建科学技术出版社，1982.

［18］陈鼓应.庄子今注今译.北京：中华书局，1983.

［19］王雪苔.中国针灸大全.郑州：河南科学技术出版社，1988.

［20］王峥，马雯.中国刺血疗法大全.合肥：安徽科学技术出版社，2008.

［21］冷方南.中医内科临床治疗学.上海：上海科学技术出版社，1987.

［22］胡剑北.中西医结合时间治疗学.合肥：安徽科学技术出版社，2008.

［23］祝恒琛.中医时辰治疗学.北京：华夏出版社，1998.

［24］杜天植.新编中医急症秘方大全.北京：北京医科大学/中国协会医科大学联合出版社，1995.

［25］重庆市医学科技情报所，重庆市中医研究所.中医内科急症（出版者不详），1981.